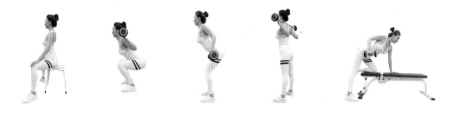

김수범 지음

당신에게 필요한 운동 동작은
해부학적으로 이미 정해져 있다!

나의
근육사용
설명서❷

해부학적 운동편

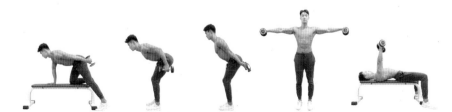

WellBook
Well Life, Well Book

나의 근육사용 설명서❷ – 해부학적 운동편

1판 1쇄 발행_ 2019년 8월 12일
1판 3쇄 발행_ 2022년 12월 31일

지은이 김수범
발행인 임종훈
관리 박란희
디자인 인투
출력/인쇄 정우 P&P
주소 서울시 마포구 방울내로11길 37 프리마빌딩 3층
주문/문의전화 02-6378-0010 **팩스** 02-6378-0011
홈페이지 http://www.wellbook.net

발행처 도서출판 웰북 **정가** 22,000원

ISBN 979-11-86296-60-8 13510

운동에 필요한 운동 동작은 해부학적으로 이미 정해져 있다!

김수범 지음

나　의
근육사용
설명서❷

해부학적 운동편

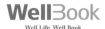

WellBook

Well Life, Well Book

책을 펴내며

『나의 근육 사용설명서(요통편)』을 출간하고 많은 분의 관심을 받았다. 부족하지만 좋은 모습으로 봐주시는 독자 분들께 다시 한 번 진심으로 감사드린다.

이번 2편에서는 해부학적 운동(Anatomical Training)이라는 주제로, '팔과 다리는 척추의 안정성을 위해서 존재한다'는 철학적 기반을 가지고 퍼스널 트레이너들이 운동의 의미와 효과에 대한 설명을 담아 고객을 지도할 수 있도록 했다. 운동을 진행하는 과정에서 발생하는 수많은 궁금증에 대한 원리 이해를 돕고 싶었던 것이다. 피트니스 센터에서 오랜 기간 고객들을 지도하고 관리하면서 수많은 고객들이 운동을 왜 해야 하는지, 그 이유를 모르고 운동하는 것이 너무 안타까웠다. 모든 분에게 설명하기에는 시간과 인력이 턱없이 부족해 책을 통해서나마 꼼꼼하게 설명하려 노력했다.

운동은 우리의 몸에 영향을 미친다. 그러나 이러한 영향이 나에게 도움이 될 수 있는지 없는지에 대해서 알고 운동을 진행해야 한다. 무작정 뛴다고, 무조건 들어올린다고 좋아지는 것이 아니기 때문이다. 아울러 너무 많은 운동 정보들로 인해어느 것을 먼저 해야 하는지 어려워하는 분들이 많다.

이 책은 피트니스 센터에서 기본적으로 보유하고 있는 장비를 통해 순서적으로 실시할 수 있는 동작으로 구성하였다. 또한 퍼스널 트레이너가 처음 고객을 지도하는 단계에서 반드시 적용해야 하는 운동을 포함하고, 더불어 스스로 할 수 있는 셀프 근막 스트레칭에 대한 적용 방법을 수록하여 운동으로 긴장 받은 근육을 순서적으로 회복할 수 있도록 함으로써 스스로 지속적인 관리를 할 수 있게끔 하였다. 동물과 사람의 큰 차이 중 하나가 이족보행의 여부라고 생각하기에 다리의 중요성을 이해시키기 위해 다리 운동을 앞에서 다루었고 이후 어깨, 복부, 등, 가슴, 팔의 순서대로 인체에서 허리를 중심으로, 관리되어야 하는 중요도 순서대로 담았다. 사람의 팔과 다리는 척추의 안정성과 직결되는 구조로 구성되어 있다. 팔과 다리를 잘 사용해야 허리가 좋아하는 것은 당연한 이치이다.

　수많은 사람이 피트니스 센터에서 운동을 하고 있다. 대다수가 단순히 살이 좀 빠지고 근육이 좀 커졌으면 하는 목적에서 운동을 시작한다. 그러나 우리가 하는 모든 운동에는 그 운동이 가져다주는 효과가 있다. 좀 더 정확하게 표현하면, 운동의 동작이 가져다주는 효과가 맞다 할 수 있다. 이러한 효과가 도움이 되어 만족할 만한 기쁨을 주기도 하지만, 오히려 독이 되어 더 불편해지거나 부상을 당하는 경우도 생긴다. 그렇기 때문에 운동과 그에 따른 동작의 원리를 이해하기 위한 노력이 필요하다. 이번 해부학적 운동편에서는 학문적으로 표현하는 형식에서 벗어나 좀 더 생활적인 표현으로 이해를 도울 수 있도록 집필하였다. 독자들의 이해를 돕기 위해 많은 노력을 했지만, 그래도 다소 이해가 어려운 부분들은 추가적인 공부를 통해서 이해할 수 있기를 바란다.

　퍼스널 트레이너들에게는 고객들을 티칭하는데 반드시 필요한 내용이 될 것이며, 운동을 좋아하는 분들에게는 운동을 진행하는데 있어서 왜 이 운동을 해야 하는지를 이해할 수 있는 시간이 될 것이라 생각한다. 책을 쓰는 가운데 가장 어려운 부분은 역시 원리 이해 부분이었다. 다소 부족하지만, 많은 이해와 너그러움으로 생각해주신다면 그저 감사할 것이다.

　15년 동안 운동과 지도를 병행하는 가운데, 배우면 배울수록 어려운 것이 웨이트 트레이닝이라고 생각한다. 물론 다른 사람과 나의 생각이 다를 수도 있지만, 처음 이야기했듯이 나의 운동 철학은 '사람의 팔과 다리는 척추의 안정성을 위해 존재한다'는 것이다. 팔과 다리의 발달을 통해 견관절(견갑골이 흉추의 움직임과 직결되므로)과 골반의 안정성을 높이고 척추의 중심 유지 능력을 향상시키면 우리 생활 속의 모든 일에서 효과적으로 활동하고 생활할 수 있을 것이라 확신하기 때문이다. 우리의 인체는 균형 잡힌 힘을 요구하고, 이를 위해서는 웨이트 트레이닝이라는 운동이 가장 적합하다는 판단이 바로 이 책을 쓰게 된 계기가 되었다. 또한, 허리 통증이 있는 사람은 반드시 일반적인 운동을 실시하기 전에 운동의 구조를 충분히 이해하고 인체의 중심부터 순서에 맞는 운동을 적용해야 한다.

　과거, 웨이트 트레이닝의 기준을 세우기 전에는 근막 스트레칭이라는 프로그램 하나만으로도 허리 통증의 충분한 회복을 도모할 수 있었지만, 장기간 유지하기에는 분명 부족함이 있었다. 그 이유가 힘의 유지방법이라 판단하고, 이후 유능한 전문 선수들의 운동 방법을 연구하고 공부하는 과정을 통해 그분들의 운동 중에서 효과적인 운동들을 이론으로 체계화시켜 『나의 근육 사용설명서-해부학적 운동』

으로 펴내게 되었다. 강인수 대표님을 비롯하여 이두희 대표님 그리고 황철순 선수의 회사에서 직원들을 교육하고, 그분들의 운동을 직/간접적으로 경험하면서 많은 공부를 할 수 있었다.

나는 허리 통증을 질환이라기보다는 '근육의 불균형적 사용에 따른 문제'로 인식한다. 그래서 해부학적 운동과 근막 스트레칭이라는 프로그램을 통해 척추의 정상적인 균형 유지에 필요한 운동을 진행함으로써 고객들의 신체 중심 기능을 향상시켜 허리 통증을 예방하거나 차후에 문제될 수 있는 요소들을 관리하고 있다.

물론 어떤 이는 척추 문제를 질환으로 표현하여 이를 치료하면 허리 통증을 완화시킬 수 있다고 주장한다. 당연한 이야기다. 하지만 모든 사람이 수술과 치료로만 허리 통증이 완화되고 회복되는 것은 아니기에 운동과 스트레칭으로 회복될 수 있는 고객을 위해 이 책을 펴냈다. 나는 재활치료사도, 의사도 아니다. 허리 통증 감소에 대한 효과적인 운동과 스트레칭을 전문적으로 지도하는 사람으로서, 수술후 통증이 없는 상태에서든 가벼운 허리 통증에 대해서든 모든 사람들이 운동으로부터 그 효과를 누리며 신체를 움직이는 과정에서 허리의 불필요한 사용을 최소화시키는 방법으로 운동을 지도하고 있다.

내가 지도하는 프로그램의 재활 운동은 웨이트 트레이닝을 기준으로 한다. 엄밀히 말하면 재활 운동이 아닌 웨이트 트레이닝이다. 정상인에게 스쿼트는 단순한 엉덩이 발달을 위한 운동으로 이해되겠지만, 허리 통증이 있는 고객에게 스쿼트는 체간을 신전시키며 천장관절의 안정성과 올바른 기립을 배우는 아주 중요한 운동이 된다. 내가 말하는 재활 운동은 말 그대로 정상적인 활동이 가능하도록 그동안 배우지 못했던 운동을 다시 배우고 올바른 신체의 힘을 사용하는 과정을 의미한다.

한 가지 분명한 사실은 허리 수술을 했든 하지 않았든, 허리가 불편한 사람은 반드시 운동을 해야 한다는 것이다. 근육이 인체의 모든 관절의 안정성을 높이는 기능을 하기 때문이다. 웨이트 트레이닝은 허리 통증에 있어 아주 중요한 재활 운동이다.

추후 더 많은 공부와 시행착오를 통해 보다 효과적인 프로그램을 개발할 것이다. 보다 많은 분들이 운동을 통해 건강하고 튼튼한 몸을 유지하고 관리하는 데 일조하겠다는 것이 나의 인생 목표다.

거침없이 책을 써내려가는 3개월 동안 너무 행복했다. 처음에는 누군가를 위해 책을 쓴다고 생각했지만, 나의 생각을 정리하고 선별하여 또 하나의 기준을 만드는 소중한 시간이 되었다. 나는 나의 철학을 기반으로 앞으로도 운동에 관련된 책과 더불어 교육, 강의 등을 통해 국민의 삶의 질을 높이기 위한 노력을 게을리 하지 않을 것이다. 이는 나와의 약속이며, 나를 믿고 책을 구매하는 모든 분들과의 약속이라 생각한다.

아울러 어려움 속에서도 늘 응원해주는 사랑하는 가족, 아빠, 엄마, 우리 형 그리고 하늘나라에서 늘 손자를 아끼고 사랑해주시는 할머니 남순덕 여사, 무엇보다 늘 내 곁에서 모든 수고를 아끼지 않고 지원해주는 사랑하는 아내에게 진심으로 감사의 마음을 전하고 싶다. 해부학적 운동이라는 프로그램을 만드는 데 있어 강인수 대표님과 이두희 대표님의 도움 덕분에 보다 체계적인 운동 프로그램을 만들 수 있었다. 두 분께 진심으로 감사의 마음을 전한다.

마지막으로, 책을 통해 나눔이라는 것을 배우고 함께 소통하는 가운데 더욱 더 성장할 수 있도록 길을 열어주신 하나님께 감사의 마음을 전하고 싶다.

2019년 7월 김수범

CONTENTS

CONTENTS

memo

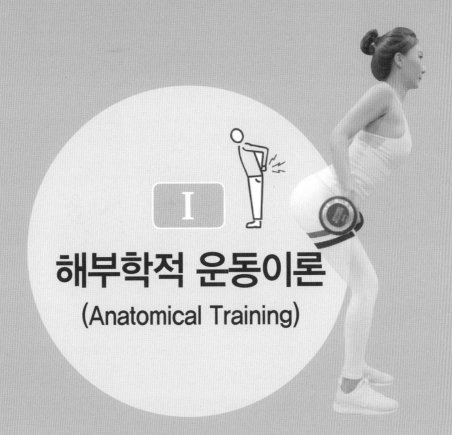

해부학적 운동이론
(Anatomical Training)

퍼스널 트레이너는 자세를 이용하여 목표로 하는 근육에 정확한 자극을 전달할 수 있도록 인체에 대한 구조적인 이해를 가지고 있어야 한다. 또한 모든 사람에게 일괄적으로 적용하였을 때 동일한 체감이 발현될 수 있도록 운동에 대해서도 구조적인 이해를 반드시 갖추고 있어야 한다. 퍼스널 트레이너 스스로가 운동을 하는 과정에서 어느 동작이 더 효과적으로 근육에 자극을 전달하는지 알 수 있도록 연습하고 이해하는 시간이 필요하다.

01 퍼스널 트레이너는 왜 운동하는가

퍼스널 트레이너는 매일 운동을 해야 한다. 퍼스널 트레이너가 매일 운동을 하는 건 단순한 자기 관리가 아니다. 고객들에게 진행할 운동을 선행하고, 이를 바탕으로 스스로에게 운동에 대한 질문을 던지고 답하며 이해하는 과정이다. 그래야 고객들에게 PT 프로그램의 진행 과정을 쉽게 이해시키고 더 빠르게 습득시킬 수 있다.

물론 '퍼스널 트레이너이기 때문에 몸이 좋아야 한다'는 이유도 있지만 PT동작에 대한 전달력이 떨어지면 퍼스널 트레이너가 아무리 좋은 몸을 본보기로 갖고 있어도 고객은 같은 몸을 만들기 어렵다. 공감하고, 체감하고, 실행하는 세 단계를 고객이 효과적으로 따라하려면 퍼스널 트레이너의 쉽고 빠른 전달력은 필수다.

퍼스널 트레이너는 수업에서 진행하는 모든 동작에 대해 스스로에게 설명하고 이해하여 궁극적으로는 고객도 쉽게 이해할 수 있는지 검수해야 한다. 그렇게 준비된 수업이어야 고객이 이전보다 더 높은 이해를 가지고 운동할 수 있다.

고객이 PT를 통해 자극을 받지 못하는 데에는 크게 두 가지의 이유가 있다. 첫째는 트레이너의 전달력 부족. 둘째는 운동 자체의 문제다. 이 두 문제에 대해 퍼스널 트레이너는 매일 고민해야 한다. 어떻게 하면 더 빠르고 쉽게 나의 정보를 고객에게 이해시키고 전달할 수 있을지 생각해야 한다. 그래야 함께 성장할 수 있다.

아무리 좋은 정보라도 고객이 쉽게 이해하지 못한다면 무슨 의미가 있겠는가? 내가 알고 있는 정보가 고객에게 전달되기 전에 반드시 한 번 더 수정하고 확인해야 한다. 내가 운영했던 피트니스센터의 직원들은 의무적으로 매일 운동을 한다. 하루하루 운동하는 시간 속에서 스스로 질문하고 답하는 과정이 바로 퍼스널 트레이너가 성장하는 지름길이기 때문이다.

02 운동이 가져다주는 혜택

'운동'이라는 말을 사람들은 그저 식스팩을 만들고 소위 어깨 '뽕'을 만드는 근육 발달 과정 정도로 생각하는 경향이 있다. 그러나 운동이 가져다주는 혜택은 이루 말할 수 없이 많다. 우리의 삶은 힘에 의해서 유지된다고 해도 과언이 아닐 것이다. 그도 그럴 것이, 과자 하나를 사러 가려고 해도 근력이 있어야 한다. 그만큼 근력은 우리의 삶과 아주 밀접한 연관성을 가지고 있는데, 문제는 우리가 일상적으로 사용하는 근력이 인체가 요구하는 방향과는 사뭇 다르다는 것이다. 의자에 오래 앉아 있는 시간, 엎드려 있는 시간, 옆으로 누워서 TV를 보는 시간 등 우리가 일상생활에서 하는 동작의 대부분이 균형이 틀어진 상태에서 이루어지는 경우가 빈번하다.

운동은 양손과 양 발의 균형을 유지하는 가운데 척주의 중심이 흔들리지 않도록 해야 하기 때문에 생활 속에서 발생한 양손과 양 발의 불균형을 상쇄시키고 균형을 유지하는데 매우 효과적이다. 이렇게 운동을 통해 학습된 힘은 우리의 생활 속 모든 활동에 대한 지속적인 불균형을 최소화하고, 이를 유지하는 데 필수적인 요소가 된다.

스쿼트 100kg을 효과적으로 들어올리는 사람의 하체 근력은 운동을 처음 하는 사람보다 월등히 높을 것이다. 스쿼트 동작은 앉았다가 일어나는 동작을 효과적으로 수행할 수 있는 능력을 향상시킨다. 더불어 상체가 숙여지는 과정에서 다리의 강력한 힘은 숙여진 상체를 다시 세우는 데 있어 아주 중요한 요소가 된다. 다리 힘이 허리의 힘과 매우 높은 연관성을 가지고 있기 때문에 하체 운동이 중시된다.

우리의 신체는 20세를 넘어서는 시점부터 퇴행하기 시작하고, 30대를 지나 40대에 들어서고 50대가 되면 근력의 감소 현상은 현저하게 빨라진다. 이렇게 줄어든 근력은 생활에서는 큰 문제가 없을지 몰라도 특별한 활동(이사, 운동, 등산 등)에서는 줄어든 근력이 관절에 더 높은 스트레스를 전달하게 되고, 그로 인해 관절의 부담과 퇴행성은 갈수록 빨라진다.

꾸준한 운동으로 근력을 유지하는 것은 관절의 안정성을 높일 뿐 아니라 보다 활력적인 삶을 가져온다. 같은 나이의 다른 사람과 비교했을 때 상대적으로 더 많은 활력을 가질 수 있는 방법이기도 하다.

인체는 힘이 있어야 살아갈 수 있다. 살아갈 힘을 기르기 위해서는 반드시 운동을 해야 한다. 꼭 피트니스센터를 가야 한다는 논리가 아니라 집에서든 어디에서든 근력 운동을 통해 현재 수준의 근력을 높이려는 활동이 반드시 필요하다는 것이다. 심장을 비롯한 내장(위, 소장, 대장 등) 역시 우리가 운동할 때 사용하는 골격근과 같은 형태의 근육으로 이뤄져 있다. 다만 우리의 의지로 움직이거나 조절할 수 없는 근육이라는 차이만 있을 뿐이다. 운동을 통해 발달된 근육은 신체 장기에도 막대한 영향력(심혈관계, 호흡기계 등)을 행사한다. 그러므로 근육을 발달시킨다는 단순한 목적을 뛰어넘어 운동을 통해 우리 몸을 구성하는 신체 전반의 시스템을 향상시킨다는 목적을 가져야 한다.

03 해부학적 운동이론

Section 01 몸을 만드는 것은 무게가 아닌 자세

운동에 앞서 가장 중요하게 살펴봐야 하는 것은 '몸이 운동을 할 수 있는 구조적인 균형을 가지고 있느냐'이다. 인체의 구조를 간단하게 정리하면 척추라는 하나의 중심축을 기준으로 양손, 양 발을 통해 허리뼈의 전체 구조물을 다양한 각도에서 중심을 유지할 수 있도록 하는 지지대가 있다. 팔, 다리, 어깨를 구성하는 관절과 달리 척추 관절에는 '추간판'이 있다. 다른 관절의 손상보다 추간판의 손상이 더 위험하다고 보는데, 이는 추간판에 전달된 스트레스가 손상으로 이어질 경우가 척수 신경에 문제가 생겨 방사통, 다리 저림과 같은 증상으로 이어지는 등 심각한 문제가 발생할 위험이 크기 때문이다. 따라서 팔과 다리의 적절한 사용으로 척추의 전반적인 안정성을 유지하는 것은 매우 중요하다.

그래서 나는 '팔과 다리는 척추의 안정성을 위해서 존재한다'는 생각으로 운동 프로그램을 설계하고 적용한다. '허리 디스크 재활 운동은 발목부터 시작'이라는 말을 하는 것도 인간은 네 발 짐승과 달리 두 발로 직립 보행하기 때문에 발목의 안정성이 매우 중요하기 때문이다. 고객들을 관리할 때 반드시 발목부터 시작하여 무릎, 고관절, 허리, 어깨, 목의 순서로 진행하는 프로그램을 적용한다.

일반적으로 무게를 많이 들면 몸이 좋아질 것이라 생각을 하기 쉽다. 물론 무게가 높아짐에 따라 근육에 전달되는 자극 또한 높아지는 것은 사실이지만, 낮은 무게로도 충분히 높은 자극을 전달할 수 있다. 낮은 무게로 높은 자극을 전달하기 위해서는 올바른 자세가 핵심이다. 고객의 신체 자세를 다양한 방법으로 평가하고 이해하여 필요한 운동을 선별하고 적용하는 가운데 고객의 신체 구조가 균형을 기반으로 발달하고 성장하도록 해야 한다. 단지 무게를 높이는 것만으로는 신체 근육의 발달에 한계가 올 수밖에 없다.

비하인드 프레스(Behind press)를 실시할 때 과거에는 바벨의 위치를 머리 뒤로 넘김으로써 어깨에 자극을 전달하였지만, 이렇게 할 경우 머리 뒤로 내리는 무게에 의하여 경부가 앞으로 밀려나가는 전돌(Protraction) 현상이 발생하게 된다. 어깨와 목에 전달되는 불필요한 스트레스는 무게가 올라감에 따라 가중된다. 어깨 운동 후 목이 아프다고 하는 분들이 바로 여기에 해당된다. 무게를 들고 있는 힘선이 머리 뒤로 내려갈 경우 중심선이 붕괴되기 때문에 몸을 앞으로 이동시켜야 하고, 그만큼 어깨는 지나친 내회전의 스트레스를 받게 된다. 이 과정에서 어깨(삼각근)가 받는 힘보다 관절 자체(회전근개)에서 받는 스트레스가 높아지게 된다. 물론 한두 번의 동작으로 어깨의 구조적 문제나 목의 불편함이 생기지는 않지만, 지속적으로 반복되면 결과적으로 회전근개의 불균형적 자극과 스트레스를 유발하여 운동 손상 증후군으로 이어질 위험이 있다.

이 책에서는 그 동안 머리 뒤로 진행했던 비하인드 프레스를 머리 위로 진행하도록 하는 방법을 적용하였다. 머리 뒤로 내리는 프레스에 비해 가동범위는 줄어들 수 있으나 무게의 중심선을 지켜서 경추의 불필요한 이동을 제한하고, 그로 인해 삼각근에 전달되는 자극을 머리 뒤로 내릴 때보다 높일 수 있으며, 상대적으로 낮은 무게로도 높은 자극을 느끼게 하여 삼각근의 성장을 유도할 수 있다.

자세는 어느 근육에 힘을 전달하느냐를 좌우한다. 한 고객은 다음의 엑스레이 사진과 같이 척추 중심이 이탈된 상태로 운동을 지속하다가 결국 허리와 어깨의 통증이 발생했다. 쉬는 과정에서 완화되기는 했지만, 운동을 재개하자 불편함과 통증이 재발되었다.

먼저 엑스레이를 찍어 척추 균형의 문제를 확인하고 척추 중심을 찾기 위한 운동을 적용하자 불편한 느낌과 통증이 없는 상태로 운동할 수 있었다. 운동이 종료된 후 다시 엑스레이를 찍어 확인을 해보니 이전보다 척추의 중심이 되돌아온 것을 확인할 수 있었다. 고객은 이러한 차이를 통증이 사라진 것으로 느낀다. 현재 이 고객은 PT를 통해서 배운 운동과 스트레칭을 충분히 병행하면서 미국 유학 중에도 불편함 없이 운동을 지속하고 있다.

이처럼 운동을 할 때는 먼저 인체가 운동을 받아들일 준비가 되어 있어야 한다. 만약 이러한 준비가 되어 있지 않다면 도움이 필요하다. 이때 퍼스널 트레이너의 역할이 중요하다. 퍼스널 트레이너는 단순히 운동을 가르치는 사람이 아니라 고객이 필요한 운동을 할 수 있도록 도와 고객의 목적을 달성시키는 사람이다.

무게로 몸을 만든다는 고정관념이 있었다면, 이제는 자세가 근육 발달의 중심이라는 개념을 인지해야 한다. 근육의 균형 잡힌 성장을 위한 공부와 이를 적용하는 노력이 지속되어야만 한다.

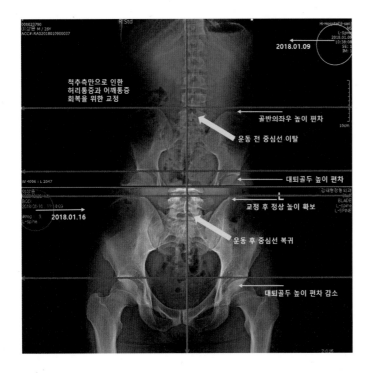

반복 횟수와 세트

반복 횟수와 세트를 설정할 때 트레이너들은 통상적으로 과거 아놀드 형님께서 말씀
하신 기준을 적용하곤 한다.

상체는 12회, 다리는 15회. 물론 세트의 수는 개개인의 편차가 있지만, 반복 횟수는
통상적으로 15회를 넘지 않도록 해야 한다. 여기서 한 가지 짚고 넘어가야 하는 사실이
있다. 우리의 근육은 '지근'의 구조가 약 60~65%, '속근'의 구조가 35~40%이다. 이는
우리의 근육이 순간적인 파워보다는 지구력에 더 적합한 활동 기준을 가지고 있다는
의미다.

회전근개, 허리의 장요근, 요방형근 경추의 근육들과 같이 인체의 골격 안정성에 영

향을 미치는 근육은 지근 비율이 훨씬 높다. 예를 들어, 종아리 근육의 경우는 약 70%가 지근이다.

그렇다면 지근과 속근의 차이는 무엇일까? 마라토너가 가진 근육과 100미터 선수가 가진 근육을 비교하면 쉽게 이해할 수 있다. 마라토너의 경우 장시간 활동에서 발생되는 피로감에 대항점이 높고, 100미터 선수의 경우 순간적인 힘을 사용하는 능력은 높지만 장시간 사용에 대한 대항점은 마라토너에 비해 낮다. 즉, 우리가 근육을 발달시키고자 할 때는 단순히 커지게 하는 차원을 넘어 골격계의 안정성을 먼저 생각해야 한다. 근육을 빨리 만들겠다는 의도로 무게부터 높이는 심정도 이해는 되지만, 충분한 반복 횟수와 기간을 고려해야 한다. 골격계의 안정성을 담당하는 '지근'의 충분한 발달이 관절의 안정성을 향상시킨다는 것을 잊어선 안 된다. 무게를 높이고 싶어도 관절의 안정성이 낮다면 무게를 높여선 안 된다. 회전근개에 손상이 있는 경우에는 맨손으로 운동하는 방법부터 다시 배워야 한다. 반복 횟수의 증가를 통해 '지근'의 충분한 발달을 도모해가는 과정에서 점차적으로 무게를 증가시켜야 한다.

이에 새로운 기준을 제시한다.(다리는 30회, 상체는 20회를 기준으로 실시한다)

- 상체는 약 20~30회 3~5세트(많게는 50회 이상)
- 하체는 약 30회~40회 3~5세트(많게는 50회 이상)

반복 횟수의 증가를 통해 지근의 충분한 발달이 이루어지는 과정을 경험하면서 '속근'의 추가적인 발달이 이루어지도록 운동이 진행된다면, 관절의 안정성을 높이면서 효과적으로 근육을 발달시킬 수 있다.

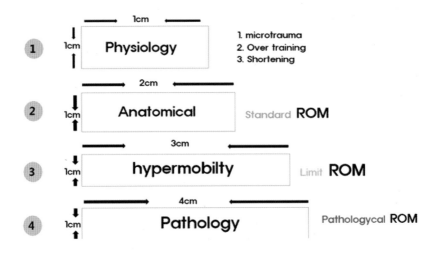

Section 03 가동범위부터 파악하라

각 관절마다 허용되는 가동범위가 있다. 이러한 가동범위는 관절이 움직일 수 있는 (의학이 규정한) 범위라 정의할 수 있다. 관절의 움직임이 정상 범위보다 작거나 크다면 기준을 미달하거나 넘어섰다고 볼 수 있다.

예를 들어, 근육이 정상 범위보다 부족한 고객이 있다고 가정하자. 이 고객이 허용 범위보다 큰 움직임을 취하게 되면 근육이 허용할 수 있는 범위를 초과하여 건과 인대에 전달되는 스트레스가 관절을 불안하게 만들게 되고, 건과 인대가 손상을 받게 되면 관절은 일정 기간 정상적으로 사용하기 힘든 상태가 되어버린다. 그래서 움직임의 범위에서 어느 근육이 짧고 어느 근육이 과도하게 유연한지를 파악하는 것은 고객들이 운동을 하는 과정에서 불필요한 스트레스로 받게 되는 손상을 사전에 예방하고 관리할 수 있는 방법을 이해하는 것과 같다.

고객에게 당장 운동이 필요한지, 스트레칭이 먼저 필요한지 처음부터 알 수는 없다. 일정 범위의 테스트를 통해서 퍼스널 트레이너가 고객에게 적용하려고 하는 트레이닝 프로그램이 실현 가능한지를 파악하고, 이를 통해 운동부터 진행할지 스트레칭부터(정상적인 가동범위 확보를 위해서) 진행할지를 결정할 수 있다. 근육이 과하게 짧은 사람에게 운동부터 시킨다면 그에 따른 긴장만 더 높아진다. 물론 운동을 통해서 일부 유연성을 확보하는 방법과 테크닉도 존재하지만 여기에서는 그런 뜻이 아님을 이해할 것이다. 가동범위의 이해는 우리가 고객들에게 적용하고자 하는 프로그램에 대해서 좀 더 구체적이고 근본적인 근거를 가지고 진행하는데 있어 고객이 이해할 수 있는 기준이 된다.

트레이너라면 가동범위라는 말을 한 번쯤은 들어봤을 것이다. 그러나 가동범위에도 단계가 있다는 것을 알고 있는 트레이너들은 많지 않다. 나는 가동범위를 4가지로 분류하여 고객들의 첫 수업 때 가동범위 테스트를 실시하여 프로그램을 설정하는 데 활용하고 있다.

첫 번째는 생리학적 가동범위이다. 이 범위 안에서만 운동이 가능한 고객은 근육이 정상 범위의 기준보다 짧아진 상태로 이해할 수 있다. 만약 고객이 생리학적 가동범위를 가지고 있다면 스트레칭을 먼저 실시해야 한다. 팔을 머리 위로 180도 굴곡을 할 수 없는 고객에게 비하인드 프레스를 시킨다면 과연 삼각근의 자극을 효과적으로 느낄 수 있을까? 말할 필요도 없이 스트레칭부터 적용되어야 한다.

두 번째는 해부학적 가동범위이다. 고객의 신체구조가 운동을 하는 데 필요한 충분한 가동범위를 가지고 있는 경우로, 운동이 요구하는 각도를 모두 허용할 수 있는 상태로 보고 운동에 대한 적극적인 트레이닝을 적용해도 무방하다. 다만 근력 운동의 강도가 높아짐에 따라서 근육이 긴장 받는 시간이 늘어나게 되고 그로 인해 특정 근육의 긴장도가 높아지게 되므로 운동 후 전신 근막 스트레칭을 적용하여 근육을 충분히 이완시켜야 한다.

세 번째는 과유연성 가동범위이다. 이는 정상범위보다 더 큰 가동범위를 가지고 있는 고객을 말하는데, 유연할수록 몸이 건강하다고 생각하는 분들이 있다. 그러나 유연성만으로 관절의 안정성과 건강의 척도를 규정하기에는 무리가 있다. 이유는 간단하다. 인체는 특정 범위를 움직이기 위해서 반드시 힘과 유연성을 필요로 하는데, 유연성은 증가되었지만 힘이 증가되지 않은 상태라면 약한 근력으로 인해 부담이 증가하기 때문이다.

따라서 유연성이 높다고 무조건 좋은 것은 아니다. 유연성에 맞는 근육의 힘 또한 함께 존재해야 과유연성에 따른 움직임에서 관절의 안정성을 적절하게 유지할 수 있다. 이렇게 지나치게 유연한 사람에게도 스트레칭을 시켜야 할까? 아니면 운동을 적용해야 할까? 전 구간에 걸쳐 힘을 더 잘 사용할 수 있도록 근력운동의 적용이 우선적으로 필요하다. 이러한 경우에 해당되는 사람들에는 요가 강사 또는 필라테스 강사들이 포함되어 있다. 유연성에 너무 지나치게 의존하다 보니 척추의 근력이 상대적으로 낮아 척추 움직임을 지지하지 못하는 스트레스가 통증으로 이어지는 것이다. 너무 유연해도, 너무 단단해도 좋은 것이 아니다.

마지막 네 번째는 첫 번째의 생리학적 가동범위와 일치된 출발을 보이는 병리학적 가동범위다. 우리가 근육의 한계 범위를 넘어서는 운동을 하면 건과 인대가 스트레스를 받는다. 한계선을 넘게 되면 건이 끊어지거나 골절 또는 탈구가 되는 상태에 이르는데, 이런 상태를 '병리학적 가동범위'라 말한다.

예를 들어 힐을 신고 걸어가는 여성이 발을 잘못 디뎌 발목이 접질렸다. 그런데 아무런 문제 없이 다행히 다시 잘 걸어갔다. 다음날에도 큰 문제는 없었다. 이 상황을 놓고 추정할 수 있는 것은 해부학적 가동범위를 넘어서 과유연성 가동범위로 이동했지만 다행히 발목의 주변 근육과 신체의 움직임에 대한 발 빠른 대처로 병리학적 가동범위까지 가지 않는 상태라고 해석할 수 있다.

똑같은 여성이 어느 날 똑같은 자리에서 접질렸다. 그런데 이번에는 발목이 심하게 삐어서 골절이 되었다. 그래서 빌목 깁스를 해야 한다는 의사의 소견을 받게 되었고, 결국 깁스를 했다. 이러한 상황을 추정해보면, 해부학적 가동범위에서 과유연성 가동범위로 이동되었지만 과유연성 상태에서 건과 인대가 접질리면서 형성된 각도를 버틸 수 없는 상태가 되었고, 그로 인해 발목이 골절되는 병리학적 가동범위로 이동하게 된 것이다. 이후 깁스를 하고 나면 통증은 거의 없으나 발목 움직임이 현저하게 줄어든 생리학적 가동범위의 상태를 가지게 된다. 따라서 여기에는 물리치료와 스트레칭, 마사지, 때에 따라서는 냉온찜질 등으로 관절의 움직임을 증가시키는 조치가 필요하다.

나는 2005년에 처음 퍼스널 트레이너를 시작하였는데, 가동범위의 구조를 이해하지 못하는 상황에서 어느 것부터 순서를 적용해야 할지 너무 많은 고민과 어려움이 있었다. 이후 공부를 하면서 이러한 메커니즘을 이해한 후 고객들에게 어떠한 기준으로 퍼스널 트레이너 프로그램을 적용해야 하는지 1차, 2차, 3차적인 순서에 대한 운동과 스트레칭에 대한 적용 기준을 이해하고 순서적으로 진행할 수 있었다.

특정 상황이긴 하지만 생리학적 가동범위인 상태에서도 운동을 적용하여 관절의 안정성을 증가시킨 후 일정기간이 지나고 나서 스트레칭을 해야 하는 경우도 있다. 여기서는 트레이너가 기본을 익히고 구조를 큰 틀에서 이해하기 바라며 전반적으로 기초적인 수준으로 가동범위를 설명했다. 더 구체적인 내용에 대한 과정은 추후를 기약하여 준비하도록 하겠다.

가동범위와 수동장력의 관계

Section 04

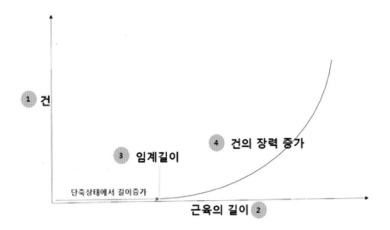

① 건

③ 임계길이

④ 건의 장력 증가

단축상태에서 길이증가

근육의 길이 ②

　근육은 건을 통해서 뼈와 연결되는데, 근육이 한계길이에 도달하게되면 건과 인대에 가해지는 장력이 기하급수적으로 늘어나게 된다. 이를 '수동장력'이라고한다. 상대적으로 단축된 상태에서 근육을 이완시켜나가는 과정에서 근육이 이완될 수 있는 최대길이를 '임계길이'라고 하는데, 고객의 근육 가동범위가 정상인지 짧은지에 대해서 정확하게 이해하지 않은 상태에서 운동이 진행되면 자칫 근육에 전달되는 자극보다 건과 인대에 전달되는 자극이 더 높아지게 되는 상황이 발생할 수도 있다. 근육의 가동범위 내에서 정상적인 움직임이 일어날 때 건과 인대는 상대적으로 낮은 긴장도를 유지하게 되고, 이는 운동으로부터 관절의 안정성을 높이기 위한 방법이라 할 수 있다.

　건과 인대는 의지로 늘릴 수 없다.(그래서 수동적인 긴장이라는 표현을 사용한다.) 그러나 근육은 의지로 늘리거나 줄일 수 있다. 항상 50kg을 들던 사람은 근육에서 50kg의 무게를 담당하는 비율이 처음 50kg을 들어올리는 사람보다 높을 것이다. 충분히 학습되지 않은 상태에서 무게를 적용할 경우 50kg이라는 부하 중 건과 인대가 담당해야 하는 비율이 높아질 수 있다. 즉, 같은 무게를 지속적으로 들어올리면 무게를 더욱 효과적으로 들 수 있게 되기 때문에 반복이 중요하다.

물론 운동을 하는 것 자체가 건과 인대에 스트레스를 주는 행위이다. 그러나 올바른 자세와 더불어 안정적인 범위 내에서 운동하면 인체의 근육을 발달시켜 건과 인대도 더 튼튼하게 발달시킬 수 있다. 운동이 종료된 후에는 충분한 스트레칭과 이완을 통해서 안정시키고, 근육의 길이를 정상범위로 유지하려는 노력을 통해 관절의 전체 범위를 사용하는 가운데 근육의 충분한 회복이 이루어지도록 해야 한다. 그래야 건과 인대에 추가적인 스트레스가 전달되는 위험을 최소화할 수 있다.

처음부터 너무 무리하거나, 자신의 근육이 정상범위인지 아닌지를 모르고 운동을 실시하면 근육이 수축과 이완을 하는 과정에서 부족한 근육의 가동범위와 움직임이 건과 인대의 수동장력을 높여 관절의 불안정성을 초래할 수 있다는 사실을 기억해야 한다.

주기적인 학습과 반복으로 운동한 고객이 아니라면 운동을 진행하기에 앞서 근육의 전체적인 가동범위를 이해하고 나서 운동에 들어갈 수 있도록 해야 관절의 스트레스에 따른 손상을 최소화할 수 있다.

Section 05 무게와 자극의 관계

흔히 무게를 높이면 자극이 높아진다고 생각한다. 물론 무게가 올라감에 따라서 전달받는 자극이 달라지기는 하지만, 중요한 것은 근육이 받는 자극을 각각의 근육이 움직이는 방향과 각도가 결정한다는 사실이다.

예를 들어보자. 원 암 덤벨 로우(One Arm Dumbbell Row)는 견관절을 신전시키는 동작이다. 이때 신전과 회전을 동반하게 되면 광배근은 견관절을 신전시켰을 때보다 몇 배 이상 높은 자극을 전달받게 된다.

운동하고자 하는 근육의 자세를 어떻게 유지하느냐에 따라 자극을 받는 위치가 결정된다. 사람이 무게를 통제하는 것이 아니라 무게가 사람을 통제하게 만드는 주객전도 현상이 발생하지 않도록 자세부터 바로잡는 것이 중요하다.

운동을 통해서 받은 자극이 근육에 미세외상이라는 손상을 일으키고, 영양섭취와 수면을 통해 인체가 호르몬을 분비하고, 분비된 호르몬이 섭취한 단백질을 가지고 손상된 근조직을 복원시키고 재건시키는 과정에서 나타나는 근육의 비대화 현상이 근육을 커지도록 만드는 것이다. 따라서 퍼스널 트레이너는 자세를 이용하여 목표로 하는 근육에 정확한 자극을 전달할 수 있도록 인체에 대한 구조적인 이해를 가지고 있어야 한다. 또한 모든 사람에게 일괄적으로 적용하였을 때 동일한 체감이 발현될 수 있도록 운동에 대해서도 구조적인 이해를 반드시 갖추고 있어야 한다. 퍼스널 트레이너 스스로가 운동을 하는 과정에서 어느 동작이 더 효과적으로 근육에 자극을 전달하는지 알 수 있도록 연습하고 이해하는 시간이 필요하다.

자세는 곧 자극이라는 말의 의미를 이해하지 못하면 자극을 높이겠다고 무게를 높게 설정하게 된다. 설정된 무게를 관절의 구조가 감당하지 못하면 결과적으로 부상과 손상으로 이어지는 것을 피할 수 없다.

다시 강조하지만, 무게와 자극의 정도는 반드시 비례하지 않음을 이해하고 고객들의 자세에 집중해야 한다. 맨몸으로도 충분한 자극을 느낄 수 있는 시점에서부터 출발해서 무게를 점차 올려가는 과정에서 더 높은 자극을 경험할 수 있도록 지도하는 노력이 필요하다.

Section 06 | 웨이트 트레이닝의 단점을 보완하는 근막 스트레칭

웨이트 트레이닝은 관절의 움직임을 향상시킬까, 아니면 제한시킬까?

결론부터 말하면 웨이트 트레이닝은 우리의 관절을 제한한다. 특정 근육을 발달시키기 위해 실시하는 운동이 시작됨과 동시에 특정 관절이 제한된다(예를 들어, 벤치 프레스를 한다고 했을 때 견갑골의 움직임을 고정하고 팔의 움직임을 이용하여 실시하는 동작이 견갑골의 움직임을 제한한다는 의미). 어느 관절은 제한되고, 어느 관절은 상대적으로 자유롭게 움직이는 과정에서 운동이라는 동작이 이루어진다. 물론 근육의 발달적인 측면에서는 관절의 불안정성을 감소시키기 위해서 어쩔 수 없이 이렇게 해야 한다. 만약 벤치 프레스를 실시하는데 견갑골이 자유롭게 움직인다면 어깨 손상을 피할 수 없을 것이다. 그러나 이렇게 제한된 움직임을 지속적으로 진행하면 우리의 관절은 점차 제한된다. 이러한 상태는 웨이트 트레이닝이 아니더라도 일생 상황에서도 쉽게 찾아볼 수 있다. 어느 날 고객 한 분이 나를 찾아와 "선생님, 제가 근력도 너무 떨어지고 체력이 약해지는 것 같아 어깨 운동 동영상을 보고 덤벨 운동을 진행했는데 그다음부터 어깨가 너무 아픕니다"라고 했다.

이 고객의 문제는 무엇이었을까? 나는 이것이 어깨 문제가 없던 고객이 생애 처음으로 운동을 하고 나서 일어난 문제라는 점에 주목하여 설명해보려고 한다. 이 고객은 평생 살면서 팔을 머리 위로 들어올리는 일이 거의 없었다. 많이 들어봐야 아침에 머리를 감고, 드라이를 하는 정도이고, 그 외 대부분의 활동은 컴퓨터나 핸드폰을 사용하는 정도의 높이로 팔을 들어올리는 정도였다. 그러나 이 정도의 각도는 팔의 움직임, 즉 어깨의 움직임을 참여시키지 않은 상태에서 팔의 독립적인 움직임을 더 많이 하게 한다.(기능 해부학에서는 이를 '견갑상완 리듬'이라 한다.)

이 고객이 어깨 운동을 하기 위해서 덤벨을 들고 팔을 머리 위로 올리는 동작을 수행했다면, 팔이 움직일 수 있는 최대 각도를 넘어서 견갑골의 추가적인 움직임으로 덤벨을 들고 있는 양손이 머리 위로 뻗어졌을 것이다. 여기서 트러블이 발생한다. 이러한 불편함을 호소하며 찾아온 고객에게 어깨에 대한 근막 스트레칭을 충분하게 진행하고 다시 운동을 시켰을 때 고객은 전혀 다른 움직임과 느낌을 체험하게 되었고, 현재까지 불편함 없이 열심히 운동을 하고 있다. 왜 이런 현상이 나타나는 것일까?

대부분의 경우, 일상 생활에서 팔을 머리 위로 들어올리는 일은 거의 없다. 이러한 상태에서 어느 날 갑자기 운동을 하겠다고 양팔을 머리 위로 들면 그 동안 움직임과 전혀 다른 움직임에 어깨가 놀라게 되고, 생활에서 움직이는 동작보다 훨씬 더 큰 동작으로 운동을 하게 되니 견관절(팔과 어깨의 합성어)의 상호 리듬이 깨져 어깨 근육에도 문제가 발생되는 것이다.

지속적인 운동의 연습과 적용은 관절의 사용 범위를 점차 제한시킨다. 제한된 관절의 움직임이 반복되면 관절의 리듬은 점차 감소된다. 웨이트 트레이닝을 많이 하는 트레이너 또는 선수들에게서 이러한 관절 가동범위의 제한을 쉽게 볼 수 있다. 확실히 운동은 좋은 것이다. 그러나 특정 관절을 고정하고 운동을 해야 하는 불가피한 상황이 지속되는 과정에서 관절의 특정 부위가 제한되는 현상은 피할 수 없다. 그러므로 지속적인 스트레칭이 적용되어야 한다. 운동을 하기 전에 운동이 요구하는 각도를 우리의 신체가 충분히 허용할 수 있는지를 사전에 체크해야 한다. 앞서 이를 관절 가동범위(Range of Motion)로 설명하였다. 셀프 근막 스트레칭을 웨이트 트레이닝에 첨부한 것도 바로 이러한 이유 때문이다.

운동이 요구하는 각도에 대해서 사전에 충분한 범위를 근육에 인지시키고, 지금 운동하고자 하는 범위에 대해 학습해야 한다. 이는 운동 전, 운동 중, 운동 후에도 계속되어야 한다. 충분한 가동범위에 대한 근육의 학습이 없는 상태에서 어떠한 움직임을 일으킨다는 것은 관절의 입장에서는 스트레스일 수밖에 없다. 충분한 스트레칭으로 관절이 필요한 움직임을 사전에 인지하고 활성화하여 운동이 요구하는 각도를 관절이 충분히 허용할 수 있도록 해야 한다.

스트레칭은 지금까지 우리가 간과하던 관리방법 중 하나이다. 그러나 스트레칭은 식전에 물을 마시는 것과 같은 효과를 만들어준다. 음식물이 식도를 부드럽게 통과하여 섭취한 음식이 신체전반의 영양소를 공급하듯, 운동을 통해서 발달시키고자 하는 근육을 스트레칭이 더욱 효과적으로 발달시켜줄 것이다.

알아두기 ▶▶▶

김수범의 LOUP LINE

원칙: 근육의 힘은 단위면적과 비례한다.

인체는 골반을 기준으로 크게 상체와 하체 두 부분으로 나뉜다. 이때 하체의 힘의 방향을 하지선(Lower Line), 상체의 힘의 방향을 상지선(Upper Line)이라고 표현하였다.

하지와 상지에서 관절이 움직이는 방향에 따라서 척주(脊柱)의 움직임을 조절하는 핵심 관절을 이해하고 최우선으로 적용하여, 해부학적 자세를 통해 척주의 방향을 효과적으로 유지할 수 있게 하는 트레이닝의 순서를 이해하기 위해서 만든 용어이다.

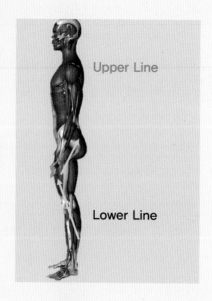

하지선에는 힘을 주도적으로 사용하는 힘선(Active Line)이라는 것이 있다. 사람을 옆에서 바라본 상태로 다리의 앞쪽과 뒤쪽이라는 큰 틀에서 발달 기준을 바라보면, 하퇴(종아리 부위)에서는 앞쪽(전경골근)보다 뒤쪽(비복근, 가자미근)이 더 두껍게 발달된 것을 볼 수 있다.

대퇴부로 올라가면 반대로 앞쪽(대퇴사두)이 뒤쪽(대퇴이두)보다 발달된 반대 방향으로 힘선이 바뀌게 된다.

골반으로 가게 되면 뒤쪽(소둔근, 중둔근, 이상근, 대둔근)이 앞쪽(장요근)보다 발달하여 다시 힘선이 반

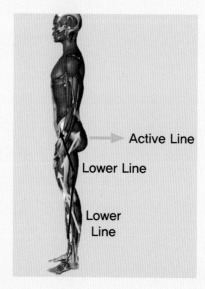

대로 바뀌게 된다. 즉, 종아리 뒤쪽, 대퇴부 앞쪽, 엉덩이 뒤쪽은 우리가 앉았다 일어나는 동작 및 다리가 사용하는 힘의 작용선으로 이해해볼 수 있다.

힘선의 기준이 안정적인 힘을 발현하지 못하면 인체는 올바른 기립을 할 수 없다. 우리의 생활 중 대부분은 기립이 아닌 앉아 있는 좌식 동작을 하고 있다. 종아리, 대퇴사두, 대둔근의 효과적인 힘이 인체를 안정적으로 기립할 수 있도록 만들어주기 위해서는 근육을 힘선에 따라 발달시켜야 한다. 다리 운동이 중요한 이유가 여기에 있다.

그렇다면, 힘선과 연관된 근육들만 발달시키면 되는 걸까? 절대로 그렇지 않다. 인체가 가진 힘선(Active Line)은 지지선(Support Line)을 기반으로 한다. 힘선을 효과적으로 사용하려면 지지선의 안정성이 중요하다. 지지선의 지렛대를 통해 힘선의 파워를 증폭시켜야 인체가 효과적으로 힘을 사용할 수 있게 되기 때문이다.

하지의 핵심 관절인 고관절은 인체에서 가장 강력한 관절이며 중력에 대항할 수 있는 유일한 관절이다.

골반은 관골과 천골이라는 두 가지로 구분될 수 있으며, 관골은 장골과 치골, 좌골의 합을 총칭하여 표현한다. 그중 장골은 천골과 결합하여 척주의 뿌리가 되는 기저면을 형성하고, 골반은 다리뼈와 연결하여 고관절을 형성한다. 이는 고관절의 움직임이 척주의 움직임과 직결된다는 의미이다. 따라서 고관절의 움직임을 이해하는 것이 허리의 움직임을 이해하는 기준이 될 수 있다. 아울러 사람이 걷기 위해서 반드시 먼저 해야 하는 것이 바로 일어서는 것이다. 따라서 '기립'에 대한 정확한 이해가 없다면, 앉고 일어서는 모든 활동의 기준이 허리의 과도한 사용으로 편중될 수밖에 없다. 인간의 모든 활동이 앉고 일어서는 동작 사이에서 일어나기에 반드시 앉고 일어서는 방법을 학습해야 한다. 이것이 모든 운동의 시작이 다리가 되어야 하는 명백한 이유이다.

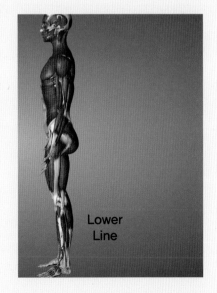

Lower
Line

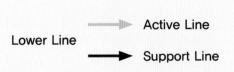

Lower Line

→ Active Line

→ Support Line

제2하지선(Lower Line Second)에서는 내전근이 허리의 움직임에 어떠한 영향을 미치는지를 이해할 수 있다.

다리의 두번째 힘선을 표현하는 내전근과 외전근을 말하는 제2하지선 다리의 기능 중 내전근의 기능이 지나치게 뻣뻣해지게 되면, 의자에 앉는 동작에서 허리를 바로 펴기 어려운 상황이 발생한다. 사진 상으로는 사람이 서 있는 그림으로 표현되었지만, 의자에 앉아 있는 상황을 떠올리면 바로 이해가 될 것이다. 의자에 앉아서 다리를 내전할수록 허리를 바로

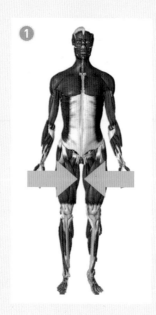 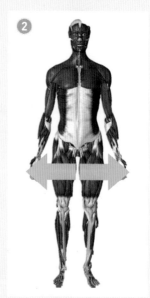

세우는 동작이 불가능해진다. 반대로 다리를 벌리는 동작이 될수록 허리는 자연스럽게 펴지는 동작을 유지할 수 있다. 따라서 나는 이걸 거의 공식으로 표현하여 교육과정에서 암기시킨다. 다리를 모으면 허리가 후만되고, 다리가 벌어지면 허리가 전만된다.

다리를 모은 상태에서 노력에 의하여 골반의 방향을 전방 경사와 가깝게 만들 수 있는 힘과 유연성이 있다고 할지라도 생활에서 30분 이상을 유지하여 실시할 수 없다. 결국 자연스럽게 다시 골반의 후방 경사로 바뀌게 된다.

사진 ❷는 다리를 외전시키는 동작을 설명하고 있다. 다리의 외전 동작에 대한 구조는 골반이 양다리 사이로 회전하기가 좋은 환경이 되고, 골반이 전방 경사를 상대적으로 유지하기 용이해지며 척주의 중립된 자세를 통해 기립근의 긴장을 유도하지 않은 상태에서 자연스럽게 허리의 전만이라는 자세를 의자에서 유지할 수 있게 된다.

다리가 내전되면 허리를 전만시킬 수 없지만 다리가 외전되면 허리를 전만시킬 수 있는 이러한 원리는 골반이 회전하려는 과정에서 다리뼈의 위치가 골반을 전방 경사로 회전하는 움직임을 제한하는 역할로 작용하기 때문이다. 허리의 통증이 있거나 허리의 움직임이 정상적이지 못한 경우, 다리를 모

으는 내전 동작으로 운동의 프로그램이 적용되어야 할지, 다리를 벌리는 외전 동작으로 프로그램이 진행되어야 할지 트레이너가 판단하고, 고객을 이해시킬 수 있어야 한다. 운동에서는 발달이 아닌 안정성이 최우선되어야 하기 때문이다. 하지에서 척주의 움직임을 조절하는 핵심 관절이 고관절이었다면, 상지에서는 견관절이 그 역할을 수행한다. 먼저 상지선(Upper Line)의 두 가지 방향을 가지고 설명하고자 한다.

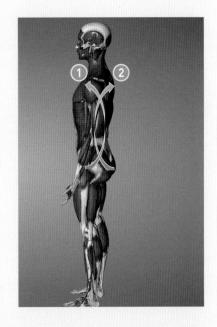

내회전선(Medial Line)은 견관절의 내회전을 의미하며, 견관절의 내회전은 견갑골의 외전 작용을 통해 흉부의 후만이 정상적인 자세보다 상대적으로 용이해진다. 후만된 흉부는 아래로는 요부를 후만시키고 위로는 경부를 과전만시켜 경부와 요부의 움직임을 조절하는 역할을 수행한다. 그래서 흉부의 과도한 후만은 결과적으로 허리와 목에 대한 정상적인 움직임을 방해하고 나아가서 불편함 또는 통증으로 이어지기도 한다. 따라서 내회전선 관리는 척주의 근본적인 관리이다. 상지에서 척주의 관리를 효과적으로 하기 위해서는 어깨의 움직임을 살펴볼 필요가 있다.

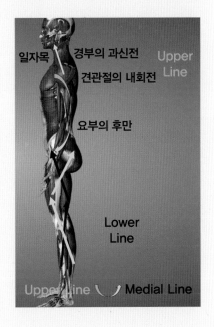

일자목
경부의 과신전 Upper
견관절의 내회전 Line
요부의 후만
Lower
Line
Upper Line Medial Line

사진에서와 같이 어깨 앞쪽은 가슴이고 어깨 뒤쪽은 등인데, 가슴과 등은 둘 다 같은 방향성을 가지고 사용된다. 광배근과 대원근의 방향은 내회전성이며 대흉근의 방향도 내회전성을 가지고 있다. 그러나 유일하게 어깨는 외회전성을 가지고 있다. 가슴과 등에 대해서 신체의 앞쪽과 뒤쪽의 중립을 지켜주는 위치가 바로 어깨의 근육이 되는 것이다. 그래서 어깨 운동을 실시하는 것은 가슴과 등에 대한 내회전의 높은 힘을 외회전시켜 편중된 내회전에 대항할 수 있는 유일한 구조이기에 반드시 어깨 운동이 적용되어야 한다. 따라서, 어깨 운동의 목적은 평소 내회전으로 힘을 사용하는 과정에서 과도한 견관절의 내회전 방향으로 인해 어깨 충돌 또는 견봉하 점액낭염, 극상근의 손상이 발생할 위험을 사전에 예방하는 하나의 방법이 될 수 있다.

정리해보면 견관절의 내회전이 흉부의 후만을 통해 아래로는 요부의 후만, 위로는 경부의 과전만의 각도를 형성하게 되는 과정으로 인해 인간의 본래 모습인 요부의 전만, 흉부의 후만, 경부의 전만의 각도에 영향을 주어 척주의 전체적인 변화와 더불어 어깨의 리듬을 상실시키게 되는 것이다.

앞서 설명한 내회전선과 반대로 외회전선(Lateral Line)은 견관절의 외회전을 의미하며, 외회전 방향은 흉부를 과도한 후만에서 전만으로 이동시키고, 아래로는 요부를 전만, 위로는 경부를 정상적인 전만으로 유지하도록 한다. 즉, 척주가 가진 본래의 모습을 유지하게 하는 방향으로 전환시키는 것이다. 이러한 방향의 전환은 해부학적 자세를 보다 용이하게하며 요부와 경부의 문제를 근본적으로 해결하는 방향이다.

앞서 설명했듯이 운동의 목적은 인체가 가진 본래의 모습을 더욱 잘 유지하고 장기간 지속할 수 있도록 하는 것이다. 이에 상지의 내회전선과 외회전선의 이해는 운동이 인체에 적용되는 과정에서 운동이 가진 방향성이 인체에 어떠한 결과를 가져다 줄지를 사전에 예측하고 관리할 수 있는 기초 지식이라 할 수 있다. 상체에서 사용하는 대부분의 힘이 내회전선의 방향으로 사용되기 때문에 결과적으로 어깨에 1차적인 문제가 발생되고, 그로 인해 2차적으로 흉부의 위치가 변화되는 과정에서 요부와 경부의 위치도 변화되고, 척주의 문제가 연이어 발생될 수 있음을 알아야 한다.

즉, 과도하게 사용된 내회전에 대해 외회전의 사용을 통해 과도한 내회전의 방향을 외회전의 방향으로 전환하여 정상적인 내회전의 방향을 사용할 수 있도록 해야한다. LOUP 라인은 하지와 상지에서 척주의 조절 인자를 가진 핵심 관절을 1차적으로 관리할 방향을 제시하는 이론이다. 더불어 우리가 팔, 다리를 불균형하게 사용함으로 인해 불균형된 고관절과 견관절의 방향을 안정적인 방향으로 변화시키기 위함이며, 골반과 어깨를 관리하는 것이 결국 척주를 관리하는 핵심이라 볼 수 있다. '팔 다리는 척추의 안정성을 위해 존재한다'는 나의 철학은 라인 이론을 기준으로 설명하면 충분히 이해할 수 있다.

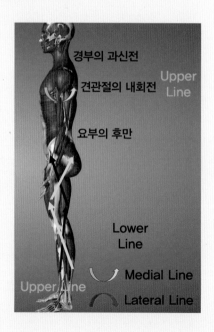

경부의 과신전
견관절의 내회전
Upper Line
요부의 후만
Lower Line
Medial Line
Lateral Line
Upper Line

▶▶▶ **트레이닝 프로그램 구성은 어떻게 해야 할까?**

분할 운동 = 보디빌딩식 프로그램

분할 운동은 과거 아놀드 슈왈제네거(Arnold Schwarzenegger)에 의해[정확히는 국제보디빌딩연맹 (Internetichnal Federation of Bodybuilding and Fitness, IFBB)의 회장인 조 웨이더의 조언으로] 시작된 것으로 알려져 있다. 아놀드는 훈련량이 엄청났다. 조 웨이더는 이러한 훈련량으로 인해 신체 피로도가 지나치게 높아지고 신체 성장에 오히려 저해 현상이 나타날 수 있음을 이해했던 것으로 생 각된다. 그래서 아놀드에게 분할 운동을 추천함으로써 하루에 해야 하는 운동의 양을 신체 부위별로 나누어 적용하는 방법을 추천했다고 한다. 이렇게 분할 운동으로 근육의 부위를 나눠 운동을 적용했을 경우, 다음날 다른 부위를 운동함으로써 주동근이 협력근과 길항근으로 사용되는 가운데 회복을 도모 하기에 충분한 시간을 확보할 수 있어 근육의 전체적인 성장을 한 단계 끌어올리는 방법으로 자리 잡 았다.

현대에 들어와서 분할 운동은 보디빌딩의 전통과 같은 훈련으로 자리 잡고 있으며, 거의 모든 선수 들이 분할 운동을 실시할 정도로 많이 애용하는 프로그램 중 하나이다.

종목별 운동 = 종목에 대한 완전한 이해를 바탕으로 실시

종목별 운동은 보디빌딩 프로그램이라는 주제와는 좀 다른 내용으로 해석해볼 수 있다. 앞서 설명 된 분할 운동이 보디빌딩이라는 운동의 핵심 프로그램으로 표현된다면, 종목별 운동은 크로스 핏과 같 이 해당 동작에 대한 수준을 집중적으로 향상시키기 위한 운동 방법 중 하나이다. 물론 이러한 종목별 운동은 보디빌딩과 같은 훈련에서도 사용된다. 그러나 적용범위가 크로스 핏보다 상대적으로 낮은 점 을 고려할 때 크로스 핏 또는 역도와 같이 특정 동작에서 집중적인 훈련을 통해서 경기력을 향상시키 고 목표 성과에 도달하기 위한 또 하나의 집중적인 훈련으로 표현한다면 좀 더 이해가 쉬울 것이다. 종 목별 훈련의 장점은 단순관절 운동에 대한 훈련보다 다중관절 훈련의 동작이 광범위하게 이루어지기 때문에 인체가 사용해야 하는 에너지 시스템에서 더 높은 효율성과 사용량을 증대시킬 수 있다는 장 점이 있다. 다만 전문적으로 운동을 지도받지 못하는 경우 부상이 초래되는 경우가 많기 때문에 반드 시 숙련된 지도자를 통해 자세 숙지에 신중을 기해야 한다.

해부학적 운동 = 척주의 중심 유지를 위한 핵심관절 순서로 실시

분할 운동과 종목별 운동이라는 관점이 인간의 근육의 발달과 경기력 향상을 도모하기 위한 프로그램이라면, 해부학적 운동은 인체가 운동해야 하는 관절의 운동 순서가 정해져 있으며, 이러한 방법적 원리에 따라서 운동의 적용 프로그램이 순서적으로 진행된다는 내용이다. 예를 들면, 팔 운동을 한다고 가정을 했을 때 분할 운동에서는 이두와 삼두의 두 가지 적용 방법에서 본인의 취약 부위 또는 선호도에서 따라 달라진다. 이를 종목별 운동으로 바꾸면 자신이 부족한 자세 또는 발달 부위에 집중해서 훈련을 진행하는 방법으로 바뀌며, 해부학적 운동으로 바꾸게 되면, 팔 운동에서 가장 먼저 실시해야 하는 운동은 상완삼두근 운동이어야 하며, 이는 척골이라는 자뼈가 상완골에 정상적으로 안정되게 고정될 수 있도록 해야하기 때문이다. 즉, 관절에서 요구하는 움직임의 순서를 우선적으로 선별하고 선별된 순서에 맞는 트레이닝 종목을 채택하여 그에 맞게 순서적으로 실시하는 운동이 '해부학적 운동'이다. 이 프로그램을 만들고 나서 나는 허리 디스크 손상으로 여러 불편함을 겪는 많은 환자들을 웨이트 트레이닝을 통해서 신체의 발달과 안정성을 동시에 향상시키며 정상생활로 복귀시켰다. 어쩌면 누군가는 이러한 방식에 대해서 운동 효과가 낮을 수 있다고 말할 수도 있을 것이다. 그러나 해부학적 운동을 경험해본 사람은 그 효과가 어떠한지 알고 있다.

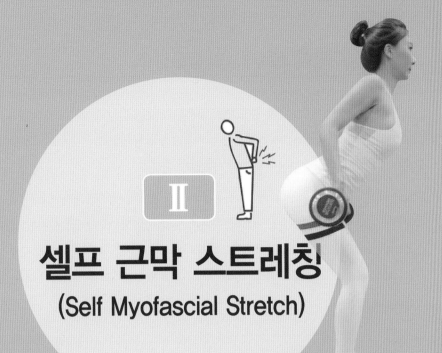

II

셀프 근막 스트레칭
(Self Myofascial Stretch)

스트레칭의 부족은 근육의 단축과 밀접한 연관성이 있다. 운동 전후로 스트레칭을 실시하면 근육의 단축과 뻣뻣함으로 발생되는 가동범위의 감소를 최소화할 수 있다. 정상적인 관절 가동범위의 움직임을 인체가 구현할 수 있도록 꾸준하게 스트레칭을 실시해야 한다.

04 셀프 근막 스트레칭의 중요성

운동 전의 스트레칭은 매우 중요하다. 운동을 한다는 것은 운동이 요구하는 동작을 효과적으로 수행하는 것이라고 정의할 수 있다. 문제는 생활에서 사용하는 관절의 범위와 운동이 요구하는 관절의 범위가 다르다는 점이다. 따라서 근막 스트레칭에는 운동을 실시하기 전, 운동이 요구하는 각도를 사전에 학습한 후 적용하여 운동 시 인체의 부족한 각도로 인해 발생하는 다른 근육의 불필요한 참여로 인한 불편함과 손상을 예방한다는 목적이 있다. 이는 부상과도 직결되는 사항이므로 운동 전 스트레칭을 필수로 생각하여 매일 실시해야 한다. 목표 근육에 효과적으로 자극을 전달하기 위한 또 하나의 방법이다.

예를 들어, 어깨 운동에서 머리 위로 들어올리는 비하인드 프레스의 경우 팔은 머리 위로 180도 굴곡이 나와야 한다. 그러나 라운드 숄더 또는 오랜 시간 회사 생활에 적응된 신체는 팔을 머리 위로 들어올리는 과정에서 부족한 가동범위를 갖게 되는 경우를 볼 수 있다. 이러한 경우 어깨 운동에서 삼각근이 받는 자극보다 견갑골의 거상으로 인해서 승모근과 회전근개가 받는 불필요한 스트레스가 더 커진다. 이처럼 고객의 관절 가동범위가 부족한지, 아니면 정상적인지를 테스트 과정에서 이해하여 충분히 스트레칭하고 난 후 운동을 진행하여 신체 관절의 불필요한 스트레스를 최소화시켜야 한다.

셀프 근막 스트레칭 중에 매트나 의자에서 쉽게 할 수 있는 방법들을 소개한다. 트레이닝 프로그램을 적용하고 난 후 어떠한 순서로 스트레칭을 진행할 것인지를 나열하여 적용법을 담았다. 사진에 나와 있는 동작들을 천천히 연습한다면 관절의 안정성과 움직임의 범위가 향상되는 것을 스스로 확인할 수 있을 것이다.

아울러 스트레칭의 부족은 근육의 단축과 밀접한 연관성이 있다. 운동 전후로 스트레칭을 실시하면 근육의 단축과 뻣뻣함으로 발생되는 가동범위의 감소를 최소화할 수 있다. 정상적인 관절 가동범위의 움직임을 인체가 구현할 수 있도록 꾸준하게 스트레칭을 실시해야 한다.

05 혼자서도 할 수 있는 셀프 근막 스트레칭

Section 01 ## 발목 스트레칭(Ankle Self Stretch)

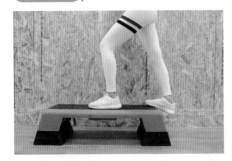
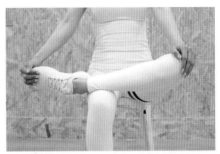

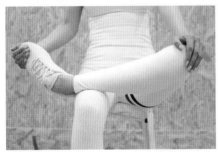
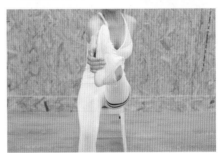

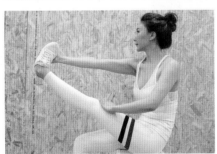

Section 02 외전근 스트레칭(Abductor Self Stretch)

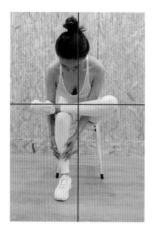 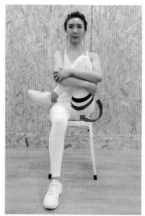 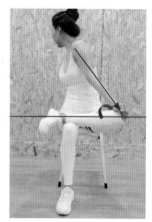

Section 03 허리 스트레칭(Lumbar Self Stretch)

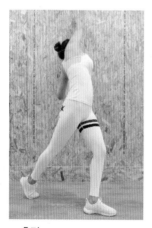 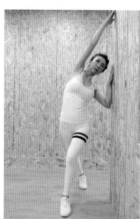

▲ 측면　　　▲ 정면

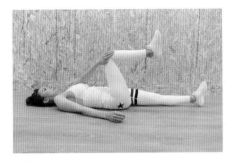
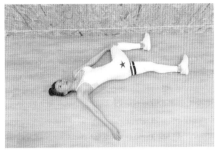

▲ 측면   ▲ 정면

Section 04   ## 어깨 스트레칭(Shoulder Self Stretch)

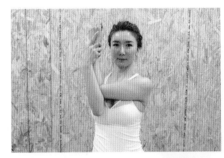
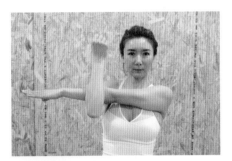

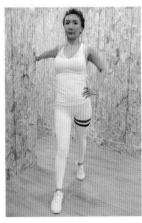
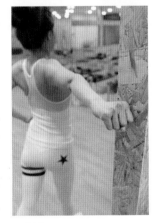

▲ 정면   ▲ 측면

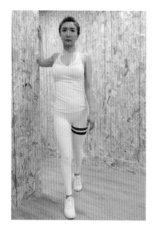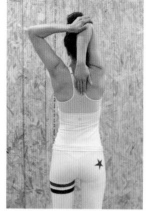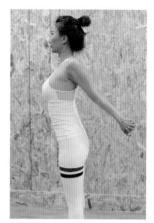

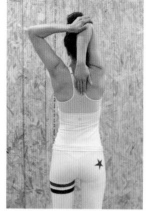

Section 05 등&복부 스트레칭(Back & Abdominis Self Stretch)

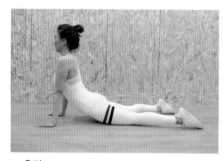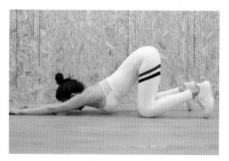

▲ 측면

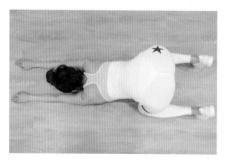

▲ 윗면

Section 06 목 스트레칭(Neck Self Stretch)

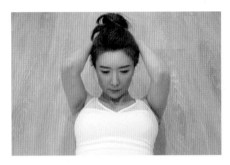
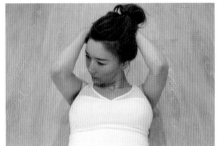

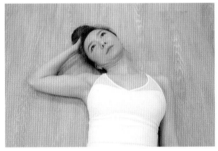

Section 07 전완부 스트레칭(Forearm Self Stretch)

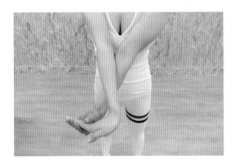
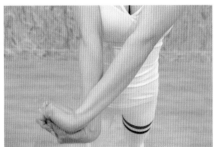

memo

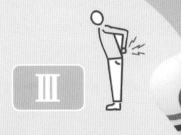

III

피지컬 트레이닝
(Physical Training)

피지컬 트레이닝의 목적은 맨몸 운동을 통해 근육의 인지능력을 향상시켜 웨이트 트레이닝을 통해 발달시키고자 하는 근육의 발달을 극대화하는 것이다.

06 피지컬 트레이닝이란?

웨이트 트레이닝의 특성상 무게가 설정되어야 하는데, 아무리 낮은 무게라고 할지라도 처음 하는 고객들에게는 부담이 될 수 있다. 그래서 맨몸 운동을 통해서 근육의 펌핑과 운동 시 전달되는 자극을 사전에 경험시켜야 한다. 그래야 실제 웨이트 트레이닝 프로그램이 적용되는 과정에서 더 높은 자극을 이끌어낼 수 있기 때문이다.

나는 이 운동을 초반에 진행하여 고객이 맨몸 사용을 통한 근육의 자극을 체득하도록 하고 있다. 이를 통해 고객은 무게를 이용한 웨이트 트레이닝이 아니어도 근육에 자극을 충분하게 전달할 수 있다는 것을 경험하게 된다. 피지컬 트레이닝을 통해서 섬세한 자극을 느끼면서 트레이닝을 진행하다 보면 유연성의 증가와 함께 근육의 밀도가 높아지는 것을 체험하게 된다. 무게를 높이는 이유는 더 높은 자극을 얻기 위함이지만 더 높은 무게를 들기 이전에 목표로 하는 근육에 대해 낮은 저항에서도 자극을 받을 수 있는 자세와 기술적인 요소가 우선적으로 학습되어야 한다. 그래야 무게를 높여가는 과정에서 효과적인 발달을 이룰 수 있다.

맨몸으로 반복적인 훈련을 통해 자세를 충분히 습득하고, 이렇게 습득된 자세는 무게를 올려서 실시하는 웨이트 트레이닝을 할 때 흐트러짐 없이 자세를 유지할 수 있는 능력을 만들어준다. 무게를 높이지 말라는 의미가 아니라 높여가되 맨몸 상태에서도 높은 무게에서도 해당 근육에 전달하고자 하는 자극을 정확하게 전달할 수 있는 테크닉을 학습해야 한다는 뜻이다.

피지컬 트레이닝은 누구나 쉽게 할 수 있다. 운동을 처음 하는 초심자에게는 근육별 자극 방법과 펌핑의 감각을 이해시키고, 전문 선수에게는 근육의 밀도를 높여준다. 디테일과 근지구력을 통해 속근 사이 지근의 발달로 근육의 전체적인 섬세함이 더욱 높아질 것이다.

07 킥 업 운동

킥 업(Kick Up)

스텝 업을 실시하는 목적은 발판을 지지하고 무릎을 들어올리는 동작을 통해 요근 (허리)의 지구력과 다리의 최대 신전을 이용하여 계단을 오르거나 보행을 하는 과정에 서 보다 안정적으로 기립할 수 있는 기초적인 힘을 유지하고 발달시키는 데 있다. 나는 이 운동을 워밍업 운동으로 자주 진행하는데, 운동을 진행하는 과정에서 가끔 고객들 이 무릎을 들어올리는 높이가 서로 다른 경우를 볼 때가 있다. 이런 경우 높이가 낮은 쪽의 요근이 상대적으로 높이 올라가는 쪽보다 특정 구간의 긴장으로 인해 정상적인 수축을 할 수 없는 상태로 생각해볼 수 있다.

이 상태를 확인하게 되면 반드시 허리에 대한 근막 스트레칭을 진행하여 고관절 굴 곡에 대한 정상적인 운동이 진행될 수 있도록 해야 한다.

킥 업을 실시하는 시간은 약 2분을 기준으로 2세트 정도, 워밍업으로 진행한다.

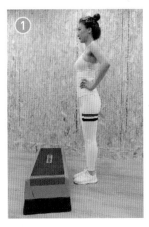
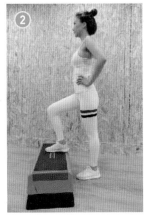
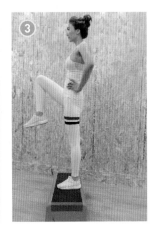

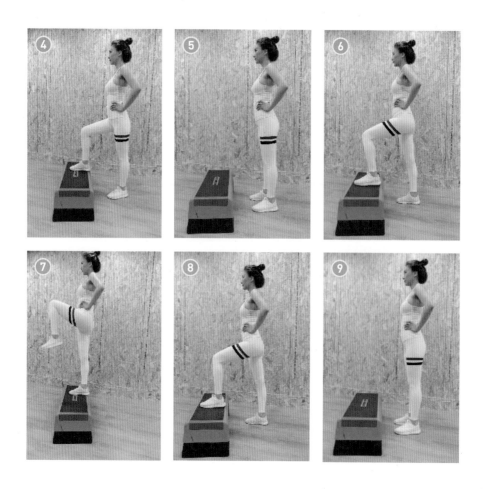

원 사이드 킥 업(One Side Kick Up)

원 사이드 킥 업은 스텝 업을 좀 더 반복적으로 적용하여 지지하고 있는 대퇴사두와 요근의 근지구력을 형성하고자 하는 동작이다. 이 동작을 실시하는 과정에서 스텝 박스에 올려놓은 다리의 대퇴부가 타들어가는 느낌(Burn)과 같은 펌핑감을 느낄 수 있는데, 이는 상대적으로 낮은 높이의 굴곡과 신전 동작을 연속적으로 수행하는 과정에서 무릎 주변근육에 대한 활성화와 관절의 안정성 향상에 효과적이다.

처음 실시하는 고객들은 자세를 잡는데 어려움을 겪기도 한다. 이럴 때는 트레이너가 옆에 서서 고객이 한 손으로 트레이너의 어깨를 잡고 중심을 유지할 수 있도록 어깨를 빌려줘야 한다. 반복하는 가운데 일정 기간이 지나면 스스로 중심을 잡아나가는 방법으로 바꿔줘야 한다.

약 40~50개를 시작으로 최대 100개를 2세트 정도 실시한다.

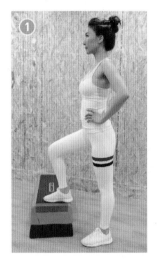 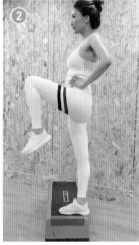 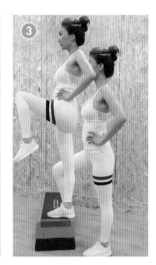

08 / 크로스 런지 운동

Section 01 　크로스 런지(Cross Lunge)

크로스 런지는 고관절 깊숙히 자리 잡은 소둔근과 그 위를 덮고 있는 중둔근이라는 근육을 발달시키는 운동이다. 소둔근과 중둔근은 고관절의 모든 움직임에서 1차적인 기능 수행을 담당하기 때문에 이러한 수행 능력은 상체를 숙이고 펴는 동작에서 중요한 역할을 담당한다.

특히 허리가 좋지 않은 분들에게 고관절 스트레칭과 함께 이 운동을 많이 적용하는데, 허리 통증이 있는 분들은 고관절의 기능이 정상인에 비해 상대적으로 많이 감소되

어 있기 때문이다. 고관절에서 가장 깊숙하게 자리 잡은 소둔근에 직접적인 자극을 전
달하려면 다리를 서로 꼬듯이 만들어야 소둔근과 중둔근 섬유를 효과적으로 발달시킬
수 있다. 운동이 요구하는 힘선을 큰 틀에서 봤을 때 엉덩이를 발달시키려고 진행하는
스쿼트는 크로스 런지에 비하면 상대적으로 골반의 뒤쪽 운동이라 볼 수 있고, 크로스
런지는 스쿼트에 비해 상대적으로 옆쪽에 가까운 운동이라 이해할 수 있다.

　고관절의 근육은 다양하게 발달되어야 하며, 근육이 수행하는 기능이 서로 다르기도
하지만 통합적으로 사용되기 때문에 전체적인 발달이 이루어질 수 있도록 다양한 각도
에서의 운동이 필요하다.

　소둔근은 대퇴골의 골두라고 하는 뼈를 골반에서 흔들리지 않도록 유지하는 고관절
의 안정화 기능을 가지고 있다. 이 점을 고려할 때, 인간의 모든 움직임이 고관절의 안
정성으로부터 시작된다고 볼 수 있다.

　30~50회씩 2세트를 기준으로 진행한다.

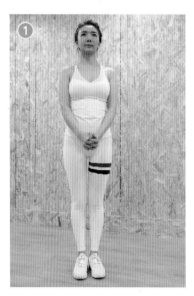
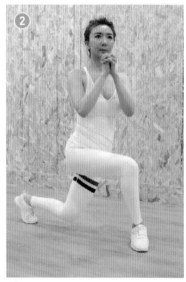

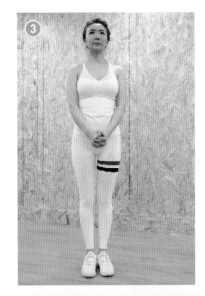 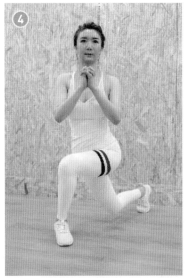

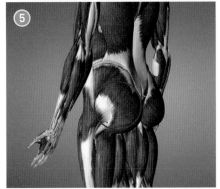
▲ 스쿼트의 자극지점

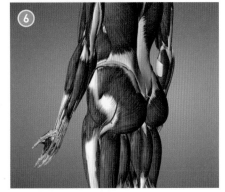
▲ 크로스 런지의 자극지점

Section 02 스미스 머신을 이용한 크로스 런지

맨몸으로 진행하는 크로스 런지는 인체의 중심 유지 능력을 요구하는 운동이다. 운동을 처음 하는 대부분의 고객들은 이러한 중심을 유지하는 지구력이 부족하다. 실제로 운동을 진행하는 과정에서 양손으로 신체의 중심을 안전하게 유지하며 운동할 수 있도록 해야 한다.

여기서는 스미스 머신을 이용하여 적용하는 방법을 응용 동작으로 소개했지만 일상생활에서는 의자 등받이나 문고리와 같이 신체의 중심이 흔들리는 것을 보완할 수 있는 도구라면 어떤 것을 활용하여도 상관없다.

다만 중심 유지 능력이 좋은 사람이 아니고서는 처음부터 흔들리는 몸의 중심을 유지하여 실시하는 방법으로 적용하는 것은 가급적 피하고, 양손을 고정하여 상체의 흔들림을 최소화시키고 소/중둔근에 대한 자극을 먼저 체감하는 것이 핵심이라 할 수 있다. 마찬가지로 30회~ 50회 2세트를 기준으로 실시한다.

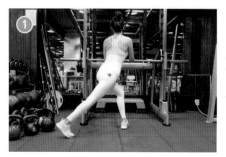 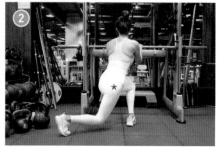

Section 03 **이퀄라이저를 이용한 크로스 런지**

만약 스미스 머신을 이용할 수 없다면, 이퀄라이저(Equalizer)라는 소도구를 이용하는 방법도 효과적이다. 마찬가지로 30회~ 50회 2세트를 기준으로 실시한다.

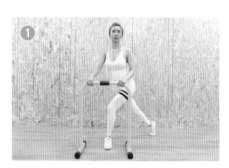 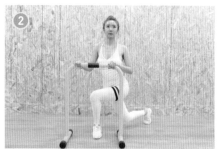

09 스파이더 워킹

요근을 위한 스파이더 워킹(Spider Walking)

스파이더 워킹은 피지컬 런지 전에 허리가 좋지 않은 고객들에게 준비를 시키기 위한 운동이다. 다리를 펴고 허리를 세워주는, 유지 및 준비 운동으로서의 목적을 가지고 있다.

허리를 펴고 유지하는 것을 힘들어하는 까닭은 일상생활에서 사용되는 대부분의 허리 움직임이 허리를 구부리고 있는 자세로부터 출발하기 때문이다.

스파이더 워킹은 구부러지는 활동에 적응된 허리의 움직임을 바로 세워줌으로써 허리를 세우고 근지구력을 향상시켜 안정적인 바로 서기가 될 수 있도록 돕는다. 주로 두 가지 동작으로 수행되는데, 다리를 다 펴고 실시하는 스파이더 워킹은 고관절과 허리의 집중적으로 관리하기 위함이며, 무릎을 구부리고 실시하는 스파이더 워킹은 무릎과 고관절 두 가지의 관절의 관리를 위한 동작이라 할 수 있다.

통상적으로 최소 30개부터 최대 100개를 2세트 진행한다. 여기서는 스텝 박스를 이용하여 실시했지만 가정에서는 의자를 가지고 시행해도 무방하다.

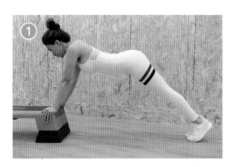
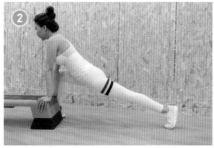

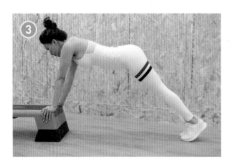
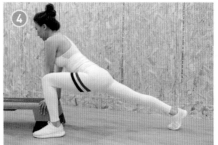

장요근과 대퇴직근을 위한 스파이더 워킹

무릎과 고관절을 관리하기 위한 동작으로 수행되는 스파이더 워킹은 내려가는 동작에서 뒤로 뻗은 무릎에 대해서 대퇴직근(무릎과 골반을 연결하는 근육)이 충분하게 스트레칭되어 근기능을 활성화시켜 준다.

다리가 건강해야 허리가 좋아진다. 다리의 안정성을 높이기 위한 운동으로 스파이더 워킹을 진행하면서 두 가지의 동작을 병행하여 진행한다면 허리의 건강을 유지하고 관리하는 데 보다 효과적이다.

처음에는 30개부터 출발하여 최대 100개 2세트 정도를 실시하여 근지구력이 향상될 수 있도록 한다. 본 동작은 가정에서 의자로 진행해도 무방하다.

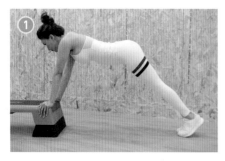
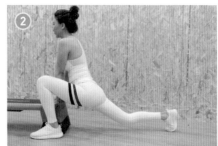

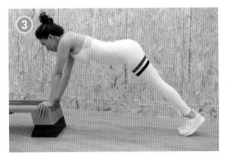
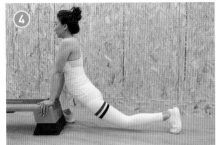

10 / 닐 다운 업 운동

닐 다운 업(Kneel Down Up)

닐 다운 업은 햄스트링의 실제 가동범위를 확인하기 위해서 실시한다. 무릎을 펴는 과정에서 햄스트링의 현재 가동범위를 확인할 수 있다. 통상적으로 햄스트링이라는 근육을 검사할 때 상체를 숙이는 동작을 실시하게 되는데(사진 ❸), 실제로 이 운동을 실시하면 무릎 주변 근육이 자극받는 것을 느낄 수 있다.

본 동작을 실시하는 이유는 햄스트링과 대퇴사두근의 기능적 향상을 통해 스쿼트, 데드리프트와 같은 운동의 효과를 높이기 위함이며, 무릎이 약하거나 통증이 있다면 본 동작을 통해 햄스트링의 운동성을 높여주어야 한다. 무릎을 펴고 구부리는 과정에서 대퇴사두와 햄스트링에 동시다발적인 긴장이 일어나 무릎 주변의 근육을 양방향으로 강화시킬 수 있고, 무릎관절의 앞 쪽과 뒤쪽의 힘의 균형을 유지하기 용이해진다.

30회를 기준으로 약 2세트를 실시한다.

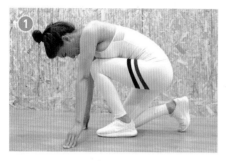
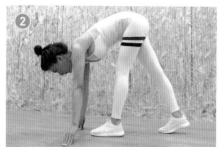

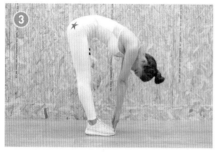

각도가 잘 안 나올 경우

　2번 사진과 같은 범위가 나온다면 닐 다운 업(Kneel Down Up)의 운동을 진행해도 되지만, 만약 사진 ❶과 같은 각도라면 사진 ❸, ❹와 같이 누워서 실시하는 니 익스텐션(Knee Extension)이라는 동작을 통해 햄스트링의 가동범위를 어느 정도 확보해야 한다. 그런 상태에서 닐 다운 업을 실시하면 보다 효과적인 햄스트링 관리와 움직임을 향상시켜가는 가운데 운동이 진행될 수 있다.

　본 동작은 다리가 수직으로 펴질 때까지 닐 다운 업(Kneel Down Up)을 병행하여 실시한다. 한 쪽 다리에 30회를 기준으로 2~3세트 정도 실시하며, 가정 운동 프로그램으로 실시할 수 있게끔 안내하여 햄스트링이 충분히 스트레칭되도록 지도한다.

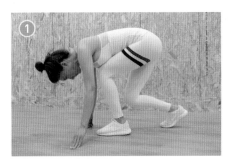 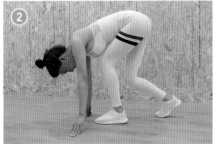

누워서 실시하는 니 익스텐션(Knee Extenson)

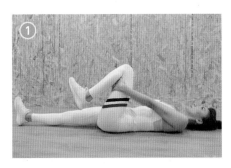 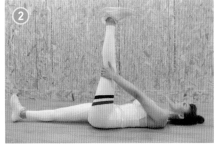

11 스쿼트 운동

Section 01 벤트 오버 스쿼트(Bent Over Squat)

벤트 오버 스쿼트 역시 햄스트링의 이완 동작을 이용하여 대퇴사두근에 자극을 전달하는 운동이다. 목적은 햄스트링이지만 햄스트링의 충분한 신전을 위해서 대퇴사두근의 강제적 사용을 일으키는 동작이라 할 수 있다. 즉, 대퇴사두가 발달되는 구조가 다른 것이다. 통상적으로 대퇴사두근 운동에서 햄스트링은 특정 구간에서만 사용되지만,

이 동작을 실시할 경우 햄스트링의 참여가 시작부터 끝까지 수반되어 지속적인 참여가 일어나기 때문에 스쿼트와 같이 무릎 위쪽의 근육을 직접적으로 사용해야 하는 운동 전에 실시하면 햄스트링 활성화에 도움이 된다. 그러면 스쿼트를 진행하는 과정에서 무릎의 안정성을 높여 무릎 통증을 사전에 예방할 수 있다. 아울러 다리 운동이 종료된 후 마지막으로 실시하여도 좋다. 운동 시 햄스트링의 특정 구간 사용으로 인해서 긴장된 근육을 충분하게 이완시킴으로서 허리의 안정성을 높여준다.

이 동작은 닐 다운 업과는 다르게 양 쪽의 움직임을 이용하여 실시하기 때문에 양 발의 균형성을 확보하기 좋다. 다만 햄스트링이 지나치게 단축되어 자세 자체가 잘 안 나올 경우 햄스트링의 스트레칭을 충분히 실시하는 가운데 닐 다운 업(한 발 동작)을 먼저 하고 난 후 벤트 오버 스쿼트를 실시하길 바란다.

사진 ❶을 유심히 보면 풀 스쿼트의 앉는 동작과 유사한 것을 볼 수 있다. 즉, 밴트 오버 스쿼트를 통해 수행하고자 또 다른 목적은 풀 스쿼트에서 무릎의 전체적인 굴곡 각도를 사용하는 동작의 사전 연습이다. 또한 무릎을 쭈그리고 앉았다 일어서는 동작에서 무릎이 아닌, 무릎 주변 근육의 힘으로 앉고 일어서는 방법을 배우는 것은 우리의 일상생활과도 밀접한 연관성이 있기 때문에 본 동작은 무릎 본래의 가동범위를 찾는 데도 도움이 된다.

간혹 본 동작을 하면 무릎이 망가질 것이라는 생각을 하지만, 사실은 그렇지 않다. 잘못된 동작의 장기적 사용이 무릎을 손상시키는 것이 문제이지, 정상적인 범위를 사용하는 것은 오히려 이전보다 더 효과적인 신체의 사용 기준을 형성하게 해준다.

더불어 무릎이 안좋은 사람에게 쭈그려앉는 동작이 안좋은 것이지, 정상적인 사람에게는 쭈그려 앉는 동작이 무릎 본연의 움직임이라는 것을 잊지 말아야 한다.

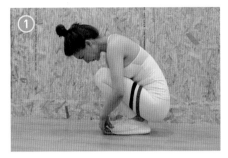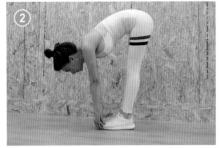

쭈그려 앉는 동작이 무릎에 안 좋다?

쭈그려 앉는 동작이 무릎에 좋지 않다는 이야기를 많이 한다. 그러나 우리의 일상생활에서 바닥에 앉았다가 일어나는 대부분의 활동이 무릎을 쭈그리고 앉는 동작으로 일어난다. 이미 무릎이 좋은 않은 사람들의 경우(퇴행성 관절염 및 연골연하증, 반월상연골 손상 등) 이 동작을 피하고 다른 운동(레그 익스텐션, 레그 컬)으로 대체할 필요가 있지만, 해당 동작에 대해서 자세를 잡을 때 큰 문제가 없는 사람들은 쭈그려 앉았다가 일어나는 동작을 충분히 학습하여 무릎을 사용할 수 있는 전체 범위를 반드시 배워야한다. 이는 생활에서 사용되는 쭈그려 앉는 동작에 대해 무릎 주변 근육을 발달시켜 건과 인대의 불필요한 사용을 최소화시키고 무릎을 더 안전하고 오래 사용할 수 있도록도와준다. 즉, 쭈그려 앉고 일어서는 동작을 연습하는 것은 슬개골이 대퇴부의 근육과상호 협력적 사용을 통해 안정적인 일어서기가 가능할 수 있는 발달을 가져온다.

만약 쭈그려 앉는 동작이 문제라면 역도 선수들의 무릎은 보행이 불가능할 정도로 망가졌을 것이다. 그러나 절대로 그렇지 않다. 물론 역도 선수들의 경우 시합을 위해서 과도하게 많은 무게를 들어올리고 반복하는 수없이 많은 과정들로 인해 문제가있을 수 있도 있지만, 그러한 선수들의 경우 들어올리는 무게가 10~20kg이 아니라100~200kg이라는 것을 감안한다면, 우리가 맨몸으로 운동하는 과정은 충분히 무릎을 안전하게 사용하고 오히려 발달시킬 수 있는 과정이라고 생각해도 무방하다. 더불어 역도는 이렇게 많은 무게를 이용하여 쭈그려 앉았다가 일어나는 과정이 가능하다는 것을 보여준다. 단순히 앉는 동작 자체가 위험하다고 할 수는 없다.

처음에는 몇 개 하는 것도 어렵고 힘들지만 주기적인 반복을 통해 많은 횟수를 반복해도 버틸 수 있을 정도로 무릎이 점점 강해지는 것을 확인할 수 있을 것이다. 이후 소개될 다리 운동의 시작을 알리는 리바운드 스쿼트를 할 수 있다면 앞으로의 삶에서 더 건강한 무릎을 유지시켜주는 운동 범위를 가질 수 있다고 생각해도 된다.

내 경우 뒤에 배울 리바운드 스쿼트와 리바운드 스톱 앤 업을 허리 디스크 재활 운동 중인 거의 모든 환자들에게 실시하여 하체의 충분한 보강 훈련으로 진행하고 있다.

Section 03 사이드 스쿼드(Side Squat)

사이드 스쿼트의 목적은 내전근의 근육과 햄스트링을 스트레칭하여 허리를 바로 세워주는 데 있다. 내전근이라는 근육은 허리와 아주 밀접한 연관성을 가지고 있다. 의자에 앉는 대부분의 자세는 다리가 몸의 중심과 가까워지고 모여 있는 자세가 일반적이다.

이렇게 다리가 모인 상태에서 허리를 세우고 유지하는 과정은 척추 기립근의 과도한 사용을 일으키게 된다. 다리를 모은 상태에서 허리를 펴는 동작은 그 자체만으로 허리의 부담이 된다. 그렇다면, 반대로 생각해서 의자에 앉아서 다리를 벌리면 어떨까? 직접 해보면 알 수 있다.

다리를 충분하게 벌리고 앉으면 허리를 세우는 데 특별한 힘을 들이지 않아도 자연스럽게 앉는 동작을 유지할 수 있다. 이렇듯 다리의 역할이 매우 중요하기 때문에 이 동작을 통해 내전근과 햄스트링의 안쪽에 해당하는 반건양근, 반막양근이 충분한 유연성과 근지구력을 갖도록 하여야 한다. 내전근과 함께 허리를 세우기 위한 과정으로, 다리가 벌어지려 할 때 자연스러운 움직임이 허용될 수 있도록 사이드 스쿼트를 실시하는 것이다.

즉, 다리가 잘 벌어지게 하는 것은 외전근의 정상적인 기능 작용을 통해 골반을 바로 세울 수 있는 능력을 향상시키기 위한 것이다. 내전근이 너무 강하게 되면 외전근이 더 많은 일을 해야 하고, 그로 인해 발생된 피로감은 외전근의 수행 능력을 감소시켜 고관절의 기능을 떨어뜨리게 된다.

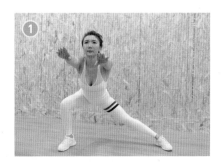

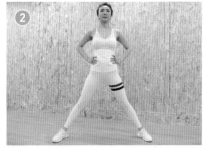

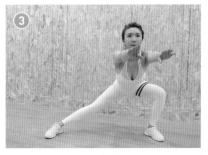

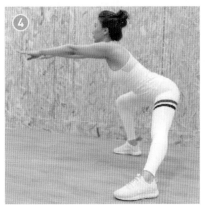

스미스 머신을 이용한 사이드 스쿼드

운동을 처음 하는 고객들은 사이드 스쿼트를 진행하는 과정의 자세와 기준을 이해하지 못한다. 맨몸으로만 진행할 경우 중심 이동에 대한 균형 유지가 부족하여 자세의 완성도가 떨어지게 되므로, 스미스 머신의 바벨 또는 양손으로 잡을 수 있는 도구를 이용하면 좋다. 이는 중심 유지에 필요한 내전근의 충분한 스트레칭과 허리를 바로 세우는 과정에 대한 자세 습득을 효과적으로 할 수 있게 해준다.

마찬가지로 왼쪽과 오른쪽으로 실시하는 왕복을 1회로, 약 30회를 기준으로 실시한다.

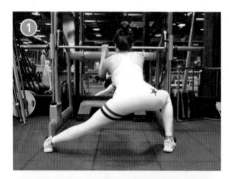
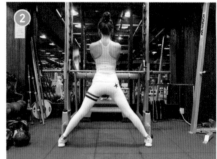
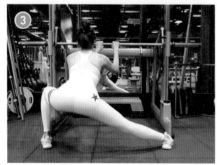

Section 05

리바운드 스쿼드(Rebound Squat)

리바운드 스쿼트를 실시하는 목적은 대퇴골에 대한 골반의 회전 능력을 향상시키는 것이다. 이는 풀 스쿼트에서 버트 윙크(Butt wink) 현상(완전히 앉았을 때 골반이 후방 경사가 되는 상태)을 예방하기 위한 동작이되며, 바닥에서 일어나는 높이의 범위를 정하여 부분적 가동범위를 반복적으로 실시하는 과정에서 대퇴부에 강력한 펌핑을 전달하고 이를 통해 근지구력을 향상시키기 위함이다. 또한 이 동작은 골반의 회전이 일어나는 가운데 허리의 전만 안정성을 높일 수 있다.

이 동작을 학습하는 과정에서 가장 중요한 것은 연속 작용이다. 학창 시절에 많이 했던 쭈그려 뛰기를 생각하면 된다. 다만 그 시절에는 뒤꿈치를 들고 했다면, 이 동작은 뒤꿈치를 붙여서 실시해야 한다는 점이 다르다. 동작을 실시하는 가운데 대퇴부의 엄청난 펌프 업을 느낄 수 있을 것이다. 횟수에 대한 제한은 없지만 근지구력 운동임을 감안하여 50개에서 100개를 기준으로 진행한다. 초심자의 경우 20개부터 시작하여 점차 늘려간다.

주의사항

1. 사진 ①과 같은 동작을 잡을 때 허리가 하단부가 지나치게 굴곡되는 사람에게는 허리의 굴곡 직전까지의 위치에서 실시해야 한다.

2. 뒤꿈치가 땅에 닿지 않는 분의 경우 발목, 무릎, 고관절에 대한 완전한 가동범위를 확보하고 난 후 실시해야 한다.

3. 해당 동작을 실시하는 과정에서 고객들은 발목, 무릎, 허리의 3가지의 대표적인 불편함을 호소한다. 만약 고객이 이러한 통증에 문제를 표현한다면, 해당 문제를 충분히 해소하고 난 후 본 동작을 실시해야 한다.

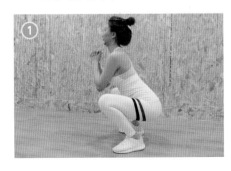
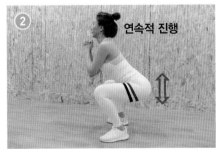

연속적 진행

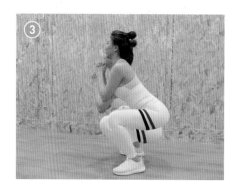

③

Section 06 리바운드 스톱&업(Rebound Stop&Up)

본 운동은 대퇴부의 힘으로 바닥에서 일어날 때 햄스트링이 본격적으로 참여되는 높이까지 다리의 힘으로 일어나는 연습이다. 이를 통해 신체의 바로 서기 과정의 일부를 향상시키는 것이다. 수평보다 조금 높은 지점에서의 정지는 대퇴부에 폭발적인 자극을 전달한다. 수평지점에서 정지 동작을 하지 않는 이유는 슬관절에 무리한 스트레스를 전달하기 때문이다. 또한 이 동작은 등척성 운동과 등장성 운동을 결합한 것으로서, 1번 사진과 같이 최초 자세를 잡고 5초 정도를 버티고 유지한 상태에서 다섯이라는 숫자와 함께 바닥까지 내려갔다 다시 올라가서 5초 정도 버티기를 반복하는 동작이다.

스쿼트를 실시하기 전의 사전 운동으로 실시하거나, 스쿼트와 함께 컴파운드 세트로 실시하면 효과적으로 대퇴부의 발달을 유도할 수 있다.

본동작을 실시하는 과정에서 특정 구간에 대하여 버티는 동작을 실시하는 것은 기립 동작에서 앉는 동작으로 이행할 때 햄스트링에 전달된 초기 자극이 대퇴부가 수평이 되는 지점으로 내려갈수록 대퇴부로 이동하여 통상적으로 자세의 불균형이 많이 발생되기 때문이다.

부연 설명을 하자면, 요추의 1번과 흉추의 12번 구간에서의 스트레스와 비슷한 구조를 갖게 된다. 전만과 후만의 변화구간이 전만과 후만을 정상적으로 유지하는 구간에 비해 상대적으로 높은 스트레스를 받는 것과 비슷한 이치라 할 수 있다. 따라서 본 동작은 스쿼트 또는 쭈그려 앉는 동작과 같은 움직임에서 보다 효과적으로 앉는 동작을 학습하기 위함으로 볼 수 있다.

스쿼트를 처음 하는 고객들에게 처음부터 바벨을 들고 실시하게 하면 자세가 익숙하지 않아 허리와 고관절의 불균형을 일으킬 수 있으므로 본 동작을 통해 사전에 앉는 동작에서의 움직임을 학습하고, 스쿼트에 대한 구간별 운동과 연습을 통해 충분하게 숙지하도록 한다. 전체적인 스쿼트 동작을 효과적으로 수행하기 위한 단계적 방법 중 하나라 할 수 있다.

리바운드 스쿼트는 바닥에서 수평지점까지 앉고 일어나는 과정을 학습하고 펌핑시켜 바닥지점에서 일어날 때 무릎의 효과적인 지렛대 역할을 수행할 수 있도록 하며, 리바운드 스톱&업은 리바운드 스쿼트의 뒤를 이어 수평에서부터 햄스트링이 참여되는 대퇴부의 약 30~45도 각도까지의 힘을 효율적으로 사용하는 방법을 학습하는 운동으로 이해할 수 있다.

본 동작은 약 20회를 기준으로 2세트 실시한다.

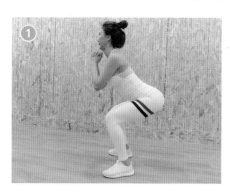 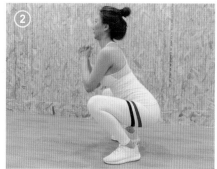

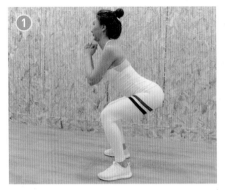
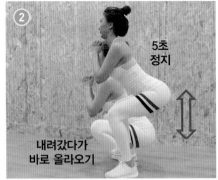

5초
정지

내려갔다가
바로 올라오기

12 / 피지컬 런지(Physical Lunge)

피지컬 런지의 핵심은 요근의 충분한 이완을 통해 대둔근과 함께 척추를 바로 세우고 허리의 정상적인 길이와 안정성을 확보하는 것이다. 피지컬 런지는 뒤쪽 다리를 완전히 펴고 실시한다.

생활에서 유지하는 대부분의 활동과 동작이 고관절을 굴곡시키는(구부리는) 동작이기 때문에, 피지컬 런지를 통해 뒤로 뻗은 다리의 요근(Iliopsoas)이 충분하게 이완시키고 고관절의 신전 능력을 확보할 수 있다. 앞쪽으로 나와 있는 다리는 대둔근(Gluteus Maximus)의 자극과 집중을 위해서 무릎의 위치를 발목과 직각으로 유지하여 실시한다. 만약 무릎을 앞꿈치 쪽으로 놓게 되면 무릎 주변 근육의 자극을 높일 수 있다.

피지컬 런지의 목적은 앉았다가 일어나는 과정, 허리가 굴곡되었다가 신전되는 과정에서 고관절과 무릎의 힘을 골반과 연결된 척추의 중심을 바로 세우기 위한 체간 신전 근육으로써 사용할 수 있도록 하는 데 있다.

앞서 스파이더 워킹을 통해 1차적으로 고관절과 허리의 운동성을 확보한 후 2차적으로 피지컬 런지를 실시하면 보다 높은 운동 수행 능력을 끌어낼 수 있다. 3번 사진과 같이 내려가는 동작이 크지 않으므로 지나치게 내려가지 않도록 주의해야 하며 내려가는 과정에서도 뒤로 뻗은 다리는 계속 펴져 있어야 한다.

약 20~50개를 기준으로 실시하되, 중심을 잡기가 어려운 분들은 기구 또는 벽을 손으로 잡아 중심을 유지하는 가운데 운동이 될 수 있도록 진행해야 한다.

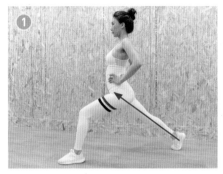
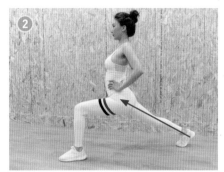
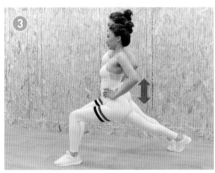

13 / 내전근과 허리의 상관관계

사진만 봐도 충분하게 이해가 되는 동작일 것이다. 2번 사진과 같이 다리를 모은 상태에서의 허리는 자연스럽게 굽을 수밖에 없는 구조이다. "어? 선생님 저는 이 자세로 허리 펼 수 있는데요?"라는 사람도 있을 것이다. 물론, 다리가 모인 상태에서도 허리를 펴고 앉을 수는 있다. 그러나 이를 지속하는 과정에서 허리에 전달되는 과도한 부담은 피할 수 없다. 대부분의 경우 의자에 앉아 있다는 것은 단순히 1~2분을 앉아 있는 것이 아니라 짧게는 20분에서 길게는 몇 시간까지 앉아 있게 된다. 이렇게 다리가 모인 상태에서 장시간 허리를 펴고 앉게 되면 그로 인해서 긴장된 척추의 신전근(허리를 펴주고 세워주는 근육)은 정상적인 기능을 수행하기 어려울 정도의 피로감을 느끼게 될 것이다. 이는 결과적으로 허리를 굽게 만들며, 굽어진 허리는 일어서는 동작에서 정상적인 척추의 신전 동작을 방해할 수 있음을 기억해야 한다.

반대로 1번 사진과 같이 다리를 벌리고 앉게 되면 벌어진 양 발 사이로 골반이 앞으로 회전할 수 있는 방향을 조정할 수 있게 된다. 이렇게 벌어진 다리 사이로 골반의 정상적인 회전을 통해 앉아 있는 자세에서 허리의 특별한 힘을 주지 않고도 허리를 바로 세운 상태에서 장시간 유지하는 동작이 가능해진다.

이처럼 우리의 허리는 다리와 직접적인 연관성이 있다. 다리 꼬는 동작이 허리에 위험할 수 있고 골반의 불균형을 만든다고 말하는 이유는 다리와 골반이 연결되어 있는데다 인간은 다리의 움직임을 통해서 골반의 조정 능력을 발생시키기 때문이다. 다리의 잘못된 움직임은 골반의 불균형을 만들고, 척추는 골반과 연결되어 있기 때문에 골반의 불균형이 있다는 것은 결과적으로 척추에도 문제가 있을 수 있다는 것을 의미한다.

우리의 허리는 전만 각도를 좋아한다. 오랜 시간 다리를 모으고 앉아 있는 후만의 동작에서 일어서는 전만의 동작으로 갈 때 척추의 이동 거리와, 다리를 벌리고 전만의 동작을 유지한 상태에서 일어날 때 척추의 이동 거리는 전혀 다른 것이다. 쉽게 말해, 허리를 구부렸다 펴는 것과 허리를 펴고 있다가 그대로 일어서는 것이라 생각하면 이해가 쉬울 것이다.

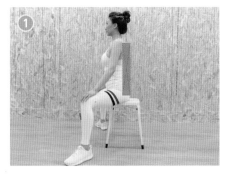
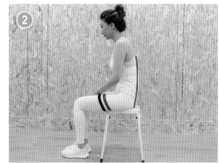
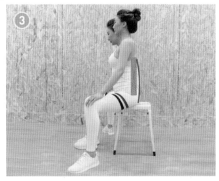

이쯤 되면 질문이 하나 정도가 나오게 된다. 커피숍이나 밖에서 의자에 앉을 때 저렇게 앉을 수가 없다고.

당연한 얘기이다. 아무래도 개방된 장소에서 여성이 다리를 벌리고 앉는다면 민망할 수 있다. 그렇다면 화장실에서 하는 건 어떨까? 무조건 저렇게 앉아야 좋아진다는 생각보다는 다리를 모으는 동작으로 허리에 부담이 전달되었다면 화장실을 갈 때는 다리를 벌리는 동작을 하여 조금이라도 스트레칭을 해줌으로써 허리의 편안함을 유지하는 데 도움을 주자는 것으로 이해하자.

화장실에서 실시하는 이 동작으로 허리가 점점 편해졌다는 회원들의 말처럼 허리를 구조적으로 세울 수 있는 스트레칭을 적용하고 반복하는 것은 결과적으로 허리의 안정성을 더 장시간 유지하는 요소로 작용될 것이다.

14 광배근의 자극을 위한 운동

스키 로우(Ski Row)

스키를 타는 동작을 이용하여 만든 본 동작은 흉요건막과 연결된 광배근의 자극과 허리의 전만 안정성을 향상시키고자 하는 목적을 가지고 있다. 이 동작은 운동을 처음 하는 모든 고객에게 적용하여 등 운동의 전체적인 프로그램 사이에 실시한다. 흉요건 막과 광배근의 밀도감을 높여주고 안정적인 흉추와 요추의 전만 각도를 유지하는데 효과적이다.

이 동작의 핵심은 양팔의 팔꿈치를 완전히 편 상태에서 가슴을 들어올리는 동작과 함께 견관절의 신전동작을 이용하여 광배근과 상완삼두근의 장두 그리고 후면삼각근 이 동시에 발달시킬 수 있다는 것이다. 아울러 팔이 뒤로 신전되는 동작이 아닌 가슴을 들어올리는 동작으로 팔 전체를 밑으로 내리는(견관절 하강) 느낌과 함께 뒤로 신전시 킨다면 더욱 효과적인 자극을 전달할 수 있다. 특히 이 동작은 맨몸으로 실시해도 자극 을 느낄 수 있으며, 약 3~5kg 이하의 무게를 통해서 30~50개 정도 실시한다면 좋은 효과를 거둘 수 있다.

등 운동의 핵심은 흉요건막과 광배근이다. 흉요건막은 광배근과 연결된 구조이며, 흉추부와 요추부 전만 안정성에 기여하는 넓고 큰 건막이다. 광배근의 효과적인 자극 을 위해서는 흉추부와 요추부의 전만 각도를 유지하고 운동이 진행되는 모든 과정에서 견갑골을 신전시키는 것이 중요하다. 이 자세는 우리가 일상생활에서 컴퓨터 또는 의 자에 앉아 있는 동작에서 등이 굽고 어깨가 올라가는 작용에 대한 교정 동작으로도 효 과적이다.

광배근의 일차적 자극은 등 발달의 전체적인 균형과 밀접하게 연관된다. 등의 효과 적인 발달은 허리의 안정성과 직결된다는 의미에서 매우 중요하다. 아울러 운동을 시작하는 초기에는 고객의 체력이 현저히 낮은 상태일 수 있기 때문에 무게가 아닌 자세만으로도 충분한 자극을 전달받을 수 있다는 것을 먼저 이해시켜야 한다. 그래야 자세가 흐트러지지 않은 상태에서 무게를 이용하여 자극을 높일 수 있다.

본 동작은 약 30회를 기준으로 2세트 정도를 실시한다.

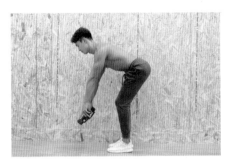
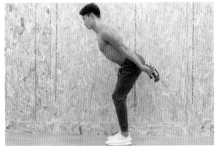
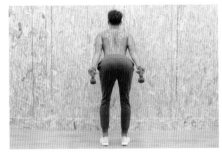

Section 02   인클라인 로잉(Incline Rowing)

앞서 설명한 광배근을 자극하는 또 하나의 방법이다. 고객들이 쉽게 따라하고 자극을 받을 수 있는 방법이지만, 여기서 중요한 것은 상체를 뒤로 젖히면 안 된다는 것이다. 견갑골 전인에 대해서 상완골 신전을 유도하는 느낌으로 덤벨을 끌어당겨 광배근을 자극해야 한다. 이렇게 했을 경우 약 30개 이상을 실시할 수 있는데, 만약 허리를 젖힐 경우 척추 기립근의 과도한 긴장이 운동을 지속하지 못하게 만든다.

각도 조절 벤치를 약 30도 정도로 설정하고, 바닥에 넓고 긴 바를 가로로 위치시켜 양 발로 지지한다. 앞을 보고 엎드려 상체를 뒤로 젖히는 동작이 아니라, 가슴을 펴고 상체를 세운다는 생각으로 움직임을 만들어야 한다. 여기에 추가적으로 1kg, 2kg, 3kg 등의 무게추를 얹어 실시한다면 광배근에 더욱 효과적인 자극을 전달할 수 있다.

뒤에 배울 스트레이트 로우와 같은 운동은 상대적으로 유연성을 많이 요구하지만, 본 동작은 고객의 유연성이 충분히 확보되지 않은 상태에서도 광배근에 자극을 전달할 수 있는 응용 동작으로 지도할 수 있다.

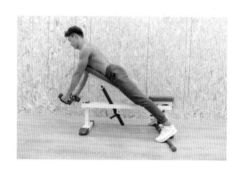

본 동작은 약 30회를 기준으로 2세트 정도를 실시한다.

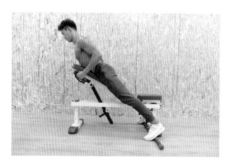
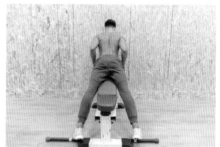

스트레이트 로우(Straight Row)

스트레이트 로우의 동작은 맨몸으로 광배근의 자극을 학습하는 운동이다. 앞선 운동과의 차이를 보자면 체간 굴곡이라는 동작을 수반하여 실시하는 동작이라는 점과 상체가 숙여진 상태에서 흉/요추의 전만을 유지하는 운동(스키 로우, 인클라인 로우)보다 흉요건막의 자극을 높인다는 점이 있다.

통상적으로 상체를 숙인 자세는 흉요건막을 이완시키지만, 본 동작과 같이 상체를 숙인 자세에서 흉/요추의 전만을 유지하려고 노력하는 것만으로도 1차적으로 흉요건막의 긴장을 유도한다. 동시에 팔을 당기는 동작으로 광배근에 추가적으로 강력한 자극을 전달할 수 있다.

자세를 잡는 과정에서 가장 주의해야 할 부분은 흉/요추의 전만각을 운동하는 내내 유지하는 것이다. 최초 자세를 잡는 과정에서 1번 사진과 같이 흉요추의 전만각이 확보되고, 앞서 설명한 견갑골 전인과 상완골 신전의 느낌으로 진행되어야 한다. 팔을 배꼽으로 당기는 과정은 팔꿈치가 옆구리에서 떨어진 모양을 형성한다. 중요한 것은 벌어진 모양이 마치 견관절의 외전 동작으로 보일 수도 있지만 견갑골이 전인되어 있기 때문에 사실 외전이 아닌 내전된 동작이되는 것이다. 아울러 이 동작은 랫 풀 다운 또는 시티드 로우와 같이 광배근의 강력한 수축과 이완을 만드는 과정이라기보다는 흉요건막과 연결된 광배근의 전체적인 긴장을 극대화시켜 펌핑을 유도하는 운동이라 생각할 수 있다.

글로 표현하기에 다소 어려움이 있지만 꼭 실시해보길 바라며, 한번 이 자세를 습득하고 나면 어떤 등 운동을 실시하든지 운동 내내 광배근에 폭발적인 자극을 느끼는 감각이 향상된다. 단, 이 동작에서 고관절의 충분한 유연성이 부족한 사람에게는 유연성 확보 후 실시해야 한다. 유연성이 부족하면 가슴이 바닥과 수평의 위치가 되는 과정에서 허리가 후만될 수 있기 때문이다.

본 동작은 약 20회를 기준으로 2세트 정도를 실시한다.

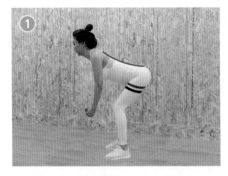
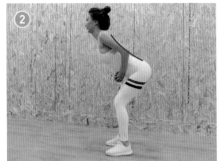
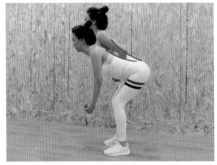

스트레이트 로우의 핵심

　광배근에 자극을 느끼는 것은 매우 어려운 일이다. 등 운동이 어려운 이유가 되기도 한다. 스트레이트 로우는 맨몸을 이용하여 광배근에 자극을 받는 느낌을 이해하고 웨이트 트레이닝을 실시하는 과정에서 광배근의 발달을 효과적으로 이루기 위한 운동이다.

　아울러 광배근은 단순히 큰 근육이 아니라 흉요건막과 연결된 근육이다. 흉요건막은 아래로는 허리의 다양한 신전근과 함께 골반과 연결하고 광배근이 위로 올라가는 과정에서 늑골과 견갑골을 지나 상완이라는 윗팔뼈와 연결된다. 다른 관절을 연결하는 근육의 구조와 사뭇 다르게 많은 연결 구간을 가진 광배근은 단순히 허리의 신전에 협력하는 근육이 아닌, 견관절과 흉요추부의 전체적인 전만 안정성의 기여하는 근육으로 이해해야 한다. 신체의 후면에서 허리의 안정성에 중대한 영향을 행사하는 근육인 것이다.

우리의 생활에서 광배근은 매우 취약한 구조를 가지게 된다. 의자에 앉아 있는 생활 동작은 허리의 후만과 흉추부의 과도한 후만을 일으키고, 여기에 허리 하단부에 위치한 흉요건막의 이완도 동반된다.

흉요건막이 요추부의 전만을 유지하는 강력한 힘으로 작용한다고 전제할 때, 흉요건막의 이완은 허리의 신전이 수반되는 기립 동작에서 척추 기립근이 독립적으로 수행하는 일이 더 많아진다는 의미가 되며, 대부분의 고객들이 허리의 뻐근함을 느끼는 이유가 이것으로 설명될 수 있다.

여성의 경우 브래지어로 인해 광배근이 항상 압박을 받게 되어 광배근의 기능적 감소가 빨라지므로, 광배근은 남성보다 여성에게 더 중요한 근육이라 볼 수 있다.

또한 허리 통증에 대한 남녀 성비의 비율이 남성보다 여성이 더 많다는 점을 고려할 때, 상대적으로 근육의 발달이 적고 브래지어에 지속적인 압박을 받으며

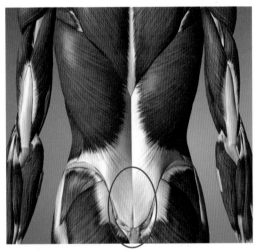

▲ 빨강색 원 주변 흰색 부분이 '흉요건막'

의자 생활이 대부분인 여성에게 광배근의 기능적 감소가 결과적으로 허리의 정상적인 신전과 전만 안정성을 떨어트리는 것으로 해석할 수 있다. 결국 허리의 부담은 여성의 경우 더욱 가중된다고 유추할 수 있다.

15 / 킥 백(Kick Back)

이 동작은 상완삼두근의 장두에 목표를 가지고 실시하는 맨몸 운동이다. 상완삼두근 장두와 내측두, 외측두 이렇게 세 가지로 이루어져 있는데, 세 근육 중 장두만이 어깨와 연결되어 있다. 장두근을 후면삼각근과 함께 견관절의 신전 시 어깨의 안정성을 도모하고, 팔을 굴곡시키는 과정에서 장두와 후면삼각근의 통제에 의해서 지나친 굴곡을 제한하여 최대 굴곡지점에서 신전으로 이동하는 어깨의 안정성에(광배근의 풀다운 동작과 같은) 중요한 기능을 담당한다. 물론 이 동작을 실시하는 과정에서 상완삼두근의 전체적인 발달이 도모되지만, 주로 장두에 집중된다.

이 동작을 할 때 팔꿈치가 구부러지지 않도록 하는 것이 핵심이다. 팔의 신전 각도가 커질수록 후면삼각근의 자극이 높아지게 되나 장두의 자극도 함께 높아진다. 남성에게는 어깨 뒤쪽에서 후면삼각근과 함께 장두가 우람한 팔을 만들고, 여성에게는 어깨의 섹시한 라인을 형성하는데 효과적이다. 다만, 장두의 목표를 주도적으로 하고 싶다면 2번 사진과 같은 각도를 사용하여 실시한다.

운동 과정에서 어깨가 굽지 않고 바르게 펴고 실시하면 장두의 자극을 최대화시킬 수 있다.

횟수는 약 30회를 기준으로 2세트 정도 실시하되, 무게는 약 1~3kg 정도의 무게면 충분하다. 운동을 처음 실시하는 여성은 맨손으로 해도 자극이 충분하게 전달된다.

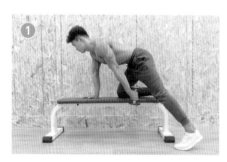
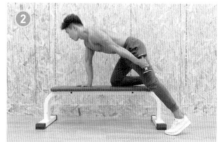

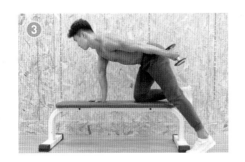

16 / 피지컬 체스트 프레스(Physical Chest Press)

벤치 프레스에서 가슴 근육 발달을 위한 기본 자세는 흉추부의 전만 각도를 요구한다. 더불어 가슴 운동에서 흉추부의 전만은 단순히 흉부의 독립적인 움직임이 아니며 어깨 관절의 협력이 매우 중요하다. 사람들이 의자 생활 중에 어깨를 구부리는 자세와 함께 견관절의 내회전이 흉부의 과도한 후만동작으로 이어지게 되며, 어깨와 등이 굽는 증상으로 이어지게 된다. 게다가 어깨가 한쪽으로 치우치거나 올라가 있게 되면, 상체의 균형이 비대칭이 된다. 이는 생활 속에서 어깨에 전달되는 스트레스를 높이고, 이 상태에서 운동이 적용된다면 그 스트레스는 더욱 높아지게 된다. 이렇게 굽은 어깨와 등을 '라운드 숄더(Round Shoulder)'와 '스웨이 백(Sway Back)'이라 한다.

흉부와 목은 어깨에 의해 균형을 유지한다. 따라서 어깨의 불균형은 흉부와 목까지도 불편하게 만든다. 이러한 흉부와 목의 기준을 잡을 수 있도록 하는 근육이 바로 어깨이다. 그래서 가슴 운동은 흉부의 전만이라는 특성이 있지만, 항상 어깨의 방향도 함께 고려되어야 한다.

이 운동은 벤치 프레스 또는 덤벨 프레스를 진행하기 전, 가슴에 자극을 받는 방법을 숙지하고 자세의 기준을 이해하여 가슴 자극을 효율적으로 받게 하는 사전 운동이 된다.

이 동작은 서서 진행되지만, 누워서 진행하면 벤치 프레스가 된다. 이러한 이해를 바탕으로 다양한 가슴 운동에 접목하여 진행한다면 가슴 근육의 안정적인 발달을 이룰 수 있다.

가슴 근육에 충분한 펌핑감이 유도될 수 있게 강력한 수축과 이완 작용에 몰입하는 것이 핵심이다. 약 20회를 기준으로 2세트 정도를 실시한다.

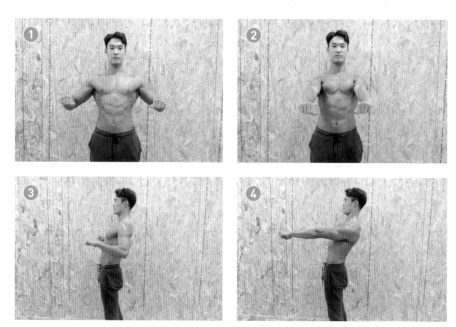

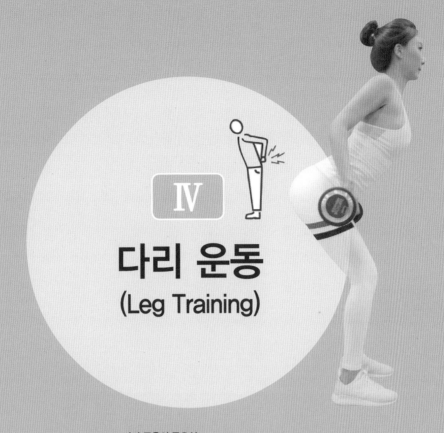

IV

다리 운동
(Leg Training)

코어는 허리의 중심이고, 고관절은 인체의 중심이다. 우리의 모든 활동과 움직임은 고관절을 중심으로 이루어진다. 웨이트 트레이닝에서 수행되는 모든 동작은 앉고 일어서는 동작의 사이에서 이루어진다. 따라서 다리의 핵심적인 움직임을 이해해야 모든 운동에서 허리 스트레스를 줄일 수 있다.

17 다리 근육의 중요성

피트니스 센터를 가보면 다리 운동을 하는 사람들보다 상체 운동을 하는 사람들이 더 많이 보인다. 다리 운동을 하면 다리가 두꺼워진다고 생각해서일까? 이는 어디까지나 편견일 뿐이며 실제와는 다르다. 다리 운동의 근본적인 목적은 인체가 올바르게 일어서는 동작을 학습하는 것이다. 튼튼한 다리는 상체 운동에 상승효과를 가져다준다.

근력운동의 3대 종목은 벤치 프레스, 데드리프트, 스쿼트다. 이중 두 가지 운동은 다리와 직접적이 연관성이 있으며, 나머지 하나인 벤치 프레스의 경우도 하체에 충분한 힘이 있어야 한다. 이처럼 하체 근력은 모든 운동에서 매우 중요한 역할을 담당하며 전신 근력의 기초가 된다.

이러한 이유로 대부분의 퍼스널 트레이너들이 스쿼트와 데드리프트를 강력히 추천하며, 모든 프로그램에 포함시켜 운동을 진행한다. 하체 운동을 통한 신체 전반의 근력 강화는 우리가 다른 운동에서 더 높은 성과를 낼 수 있는 기초가 된다.

우리의 척주는 본래 모습과는 정반대의 활동으로 구조가 변화되기 쉬운 조건에 있다. 본래 허리의 정상적인 형태는 전만이라는 각도의 곡선(커브)을 가지고 있다. 그러나 의자에 앉게 되면 후만이라는, 정상적인곡선과는 반대의 곡선(커브)으로 바뀌게 된다. 결과적으로 의자에 앉아서 생활하는 동작은 인체가 요구하는 본래의 각도에 대한 정반대 활동이 되는 것이다. 그래서 우리는 다리 운동을 통해 생활에서 습관이 된 동작으로 변화된 다리와 척주의 각도를 인체의 본래의 각도로 바꿔야 하며, 근력의 향상과 발달을 통해서 이전보다 더 잘 유지할 수 있도록 해야 한다. 다리 운동은 발목, 무릎, 고관절에 대한 구간별 연습, 즉 카프 레이즈, 익스텐션, 레그 컬, 파워 레그 프레스라는 운동을 통해서 단계적으로 움직임을 만들고 최종적으로 스쿼트를 통한 전체 운동으로 중심과 균형을 잡기 위한 노력을 추가적으로 진행하는 것이 다리 운동의 전체 과정이다.

다리 운동에서 가장 중요하게 생각해야 하는 것은 앉았다 일어나는 동작을 효과적으로 배우고 각 관절(발목, 무릎, 고관절, 허리)의 스트레스를 최소화하여, 근육의 충분한 사용이 일어날 수 있도록 하는 것이다. 그러나 다리 운동의 단계적 방법을 무시한 채 초심자 또는 운동의 경험이 부족한 고객들에게 운동의 기본이라는 전제로 '스쿼트'부터 시킨다는 것은 각 관절(발목, 무릎, 고관절, 허리)에서 학습되지 않은 운동성을 일으켜야 하는 부담을 주어 특정 관절이 더 높은 스트레스를 받는 상황이 발생되기도 한다. 이러한 이유로 어떤 고객들은 스쿼트를 하고 나서 다리와 엉덩이가 강화되는 느낌이 아니라 무릎과 허리의 더 큰 스트레스에 따른 불편함을 호소하기도 한다.

만약 스쿼트를 진행하는 데 있어 처음부터 불편함과 통증이 발생된다면 스쿼트 이전에 발목 관절, 무릎 관절, 고관절, 요추부의 이르기까지 각 관절의 독립적인 운동을 먼저 적용해야 한다. 그 후 최종적으로 '스쿼트'를 실시하여 관절 간의 협력을 높이는 활동이 적용되어야 할 것이다.

18 다리 운동, 고관절의 안정성이 우선이다.

다리 운동의 목적은 관절의 안정적인 사용을 바탕으로 다리의 역동적인 동작과 수행 능력을 효과적으로 증진하는 데 있다. 이때 소둔근(Gluteus Minimus), 중둔근(Gluteus Medius)이 핵심 근육이다. 먼저 소둔근이라는 근육은 고관절의 1차적 안정성을 확보하는 역할을 수행하는데, 대퇴골두가 골반에 안정적으로 연결될 수 있는 연결고리로 작용한다. 소둔근만으로는 고관절의 안정성을 담당하기 힘들기 때문에 바로 옆에서 소둔근과 같은 기능으로 좀 더 넓은 위치에서 협력하는 근육이 바로 중둔근이다.

해부학적 그림을 찾아보면 중둔근이 큰 부채와 같은 넓게 펼쳐진 모양으로 소둔근을 덮고 있다. 그 뒤쪽과 밑으로 자리 잡고 있는 대둔근의 역할은 고관절에서 가장 강력한 힘을 다리의 외측광근과 함께 수행하는 과정에서 다리를 신전시키며, 몸을 바로 세울 수 있도록 하여 고관절의 힘으로 중력에 대항할 수 있는 반작용의 힘을 제공하게 된다.

이러한 고관절의 힘을 통해 앉고, 일어서며, 달리고, 멈추는 동작이 가능해지는 것이다. 따라서 고관절의 약화 또는 기능적인 문제는 기본적인 생활에서의 움직임을 저해하여 일상생활에서 많은 불편함을 야기한다.

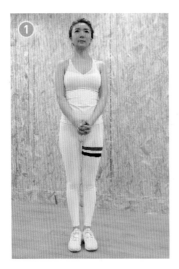 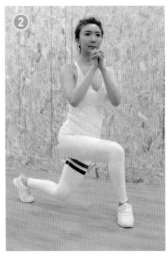

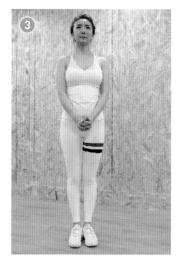 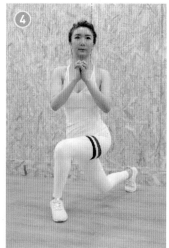

다리 운동이라고 하면 스쿼트를 가장 먼저 떠올리지만 사실은 소둔근과 중둔근의 운동이 먼저다. 그래야 고관절의 1차적 안정성을 기반으로 스쿼트를 진행할 수 있다. 본 동작은 약 30회를 기준으로 2세트 정도 실시한다.

Section 01 ## 고관절 안정성을 도모하는 소둔근과 중둔근

사진을 보면 알 수 있듯이, 소둔근은 대퇴골두와 골반을 직접적으로 연결하고 있으며, 조금 더 넓은 표면적을 이용하여 소둔근을 협력하는 근육이 바로 '중둔근'이다. 더불어 대둔근을 보면 골반과 천장관절 그리고 미골을 연결하여 다리에서 외측광근과 함께 연결된 구조로 사용된다. 대둔근은 다리를 뒤로 뻗는 동작에서 골반 전체의 안정성을 높이고 골반의 중심을 유지하는 역할을 수행한다. 이러한 역할 수행이 효과적으로 일어나기 위해서는 대둔근의 강력한 수축과 함께 충분한 이완의 작용이 수반되어야 하며, 이로써 골반의 중립을 유지하는 기준이 형성된다.

앞서 설명한대로 대둔근은 체간을 신전시키는 기능을 하며, 체간이 굴곡된 상체를

다리 위의 중심에 위치할 수 있도록 끌어당기는 역할을 수행한다. 따라서 고관절의 1차적 안정성은 바로 소둔근, 중둔근이 되는 것이며 결론적으로 스쿼트를 하기 전에 소둔근과 중둔근의 운동인 크로스 런지를 먼저 진행해야 고관절의 1차적 안정성을 확보할 수 있다. 이를 바탕으로 대둔근의 발달을 유도하는 스쿼트 동작을 통해 체간을 신전시키는 골반의 기능을 향상시킬 수 있다.

물론 여기에 사이드 스쿼트까지 추가된다면 운동 수행 능력에 더 나은 방향을 제공할 것이다.

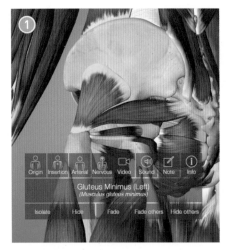

▲ 소둔근(Gluteus Minimus)

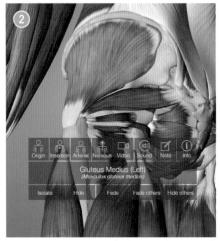

▲ 중둔근(Gluteus Medius)

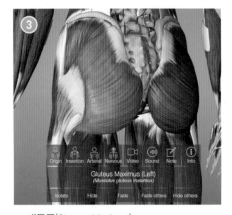

▲ 대둔근(Gluteus Maximus)

원 조인트 & 투 조인트 트레이닝(One joint & Two Joint Training)

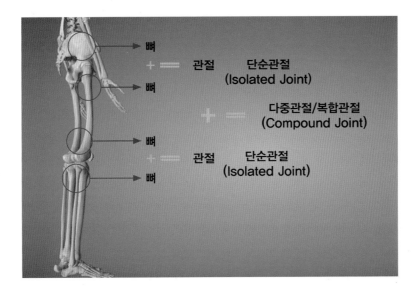

흔히 근력의 3대 동작을 두고 다중관절 운동 또는 다관절 운동, 투 조인트(Two Joint) 트레이닝이라는 명칭을 붙인다. 이러한 다중관절 운동은 운동 단위가 높고 큰 힘을 사용할 수 있는 장점을 가지고 있다. 간단한 논리로 생각해봐도 이해할 수 있다. 레그 익스텐션(단순관절 운동)과 스쿼트(다중관절 운동)의 무게를 비교해보면 쉽게 알 수 있을 것이다. 여기서 트레이너가 고객을 어떠한 원리로 가르치는지가 중요한 요소이다. 트레이너는 고객이 운동을 학습하는 과정에서 절대적으로 중요한 위치에 있다. 운동을 정보로서 제공하는 데 그치는 것이 아니라 필요한 운동을 고객에게 적용시켜 목표에 도달시켜야 한다는 책임이 있기 때문이다. 그러나 때로는 이러한 책임감 때문에 보다 빠르게 목표를 도달시키고자 단계적 순서를 지나쳐 고객이 운동을 더 힘들고 불편하게 느끼게 만들 수도 있다는 것을 생각해야 한다.

단순히 스쿼트를 더 잘하게 만들기 위해서 스쿼트를 열심히 시키는 것이 아니다. 스쿼트를 하기 위해 각 관절에서 필요한 근력과 운동 범위를 사전에 체크하고, 이를 바탕으로 운동 프로그램을 설계해야 한다. 이러한 프로그램 설계에서 가장 기본이 되는 것이 바로 다중관절과 단순관절에 대한 이해이다.

사진에서 단순관절과 단순관절의 합을 다중관절이라고 표현하였다. 그렇다면 우리는 다중관절을 사용하기 전 반드시 단순관절들의 상호 협력 관계를 이해해야 한다. 이는 운동 프로그램을 설계하는 과정에서 발목, 무릎, 고관절, 척주에 대한 독립적 운동 환경의 학습과 적용을 통해 단순관절의 충분한 운동 범위를 확보하도록 하여 다중관절 운동이 진행될 때 단순관절들에서 상호 협력적 사용을 통해 다중관절 운동이 효과적으로 수행될 수 있게 하기 위함이다.

이는 다리뿐 아니라 인체의 모든 관절에 적용된다. 예를 들어 어깨 근육에 적용한다면 비하인드 프레스를 실시하기 위해서 상완골의 외회전 운동, 인클라인 바벨 프레스 또는 세라 밴드를 이용한 외회전성 운동을 사전에 적용하는 것이다. 이는 어깨 운동을 실시하는 과정에서 외회전의 안정적인 방향을 도모하고, 비하인드 프레스에서 요구되는 외회전 동작을 효과적으로 수행하게 하여 삼각근의 효과적인 발달을 돕는다.

웨이트 트레이닝은 어느 하나의 근육이 독립적으로 사용되어 일어나는 것이 아니라 많은 근육들의 상호 협력적 사용으로 일어난다. 따라서 운동이 요구하는 동작을 수행하기 위해서는 목표 근육 외 협력하는 근육과 반대로 작용하는(길항근) 근육에 대한 움직임의 이해가 반드시 필요하다.

19 / 무릎 주변과 외측 대퇴부 발달

외측광근과 무릎 주변 근육의 발달에는 파워 레그 프레스, 스쿼트, 핵 스쿼트의 동작이 효과적이다. 나는 이 중에서도 초심자가 주도적으로 트레이닝을 실시할 수 있는 운동으로 파워 레그 프레스를 가장 추천한다.

파워 레그 프레스는 다리의 위치를 조정하여 햄스트링과 함께 사용할 수 있다는 이

점이 있으며, 스쿼트 또는 핵 스쿼트와 같은 운동을 진행할 때 대퇴사두의 강력한 힘이
사용되는 과정에서 무릎의 안정성을 도모하는 햄스
트링을 동시 사용하여 무릎의 스트레스를 최소화할
수 있기 때문이다. 아울러 파워 레그 프레스는 엉덩
이 쪽의 가까운 대퇴부의 두께를 발달시키는데 용
이하며, 핵 스쿼트는 무릎 주변 근육을 발달시키
는 데 효과적인 운동이다. 스쿼트의 경우 내려가
는 위치에 따라 다른데, 사진 ❶과 같은 위치로 내
려갈 경우 다리의 윗쪽의 발달이 용이하고, 더 많
이 내려가는 풀 스쿼트 동작에서는 무릎 주변 근
육을 발달시킨다.

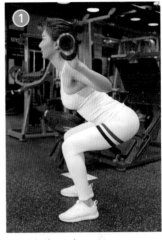

▲ 스쿼트(Squat)

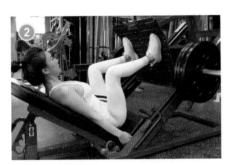

▲ 파워 레그 프레스(Power Leg Press)

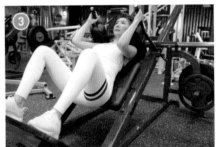

▲ 핵 스쿼트(Haek Squat)

20 / 무릎 안쪽 및 다리 앞쪽의 발달

레그 익스텐션은 무릎의 주변과 더불어 대퇴직근이라는 근육을 발달시켜 다리의 멋
진 모양을 만드는 데 일조한다. 런지는 다리를 최대로 신전시켜 대퇴부의 길이를 보다
길게 만들어내며(대퇴직근의 발달로 길게 보이는 현상을 의미), 허리의 안정성을 도모

한다. 레그 익스텐션의 동작을 분석해보면 무릎의 신전과 굴곡을 이용하여 대퇴부를 발달시키는 운동이지만, 고관절 입장에서는 양발의 무릎이 신전되는 동작에서 고관절이 굴곡(몸 앞쪽으로 구부러진)되는 동작을 만들어 장요근이 사용됨과 함께 허리의 후만을 형성한다. 그래서 허리 통증이 있는 고객에게 레그 익스텐션을 시키면 허리 통증의 핵심 근육 중 하나인 장요근의 문제가 더 악화될 수 있다.

이는 레그 익스텐션의 문제만은 아니다. 다리 운동의 전체적인 구조(스쿼트, 레그 익스텐션, 파워 레그 프레스, 핵 스쿼트 등)를 보면, 양 발이 몸 앞쪽에 위치되어 운동이 실시되는 것을 알 수 있다. 결국 다리의 굴곡을 이용하여 진행되는 운동은 고관절의 굴곡을 통해 허리의 긴장에도 많은 영향을 미친다. 물론 허리를 펴고 실시하지만, 운동이 진행되는 과정에서 허리 과도한 긴장이 점차 늘어나기 때문에 결국 허리에 전달된 스트레스의 누적으로 인해 과도한 긴장에 의한 불편함이 생길 수 있다. 따라서 고관절 굴곡을 이용한 운동이 적용되었다면 반대로 고관절을 신전시키는 운동이 반드시 적용되어야 하는데, 이러한 이유로 런지 운동이 중요해진다. 2번 사진과 같이 한 발을 뒤로 뻗는 동작을 통해 요근의 충분한 길이를 이용하여 허리의 전만성을 유지하며, 이는 요근의 이완과 더불어 요추부의 전만성을 유지하는 데 효과적이다.

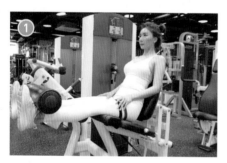 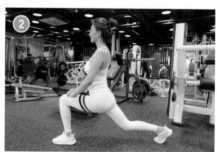

▲ 레그 익스텐션(Leg Extension)　　　▲ 런지(Lunge)

21 / 다리 운동을 보조하는 운동

레그 컬의 목적은 햄스트링의 발달이다. 햄스트링은 무릎과 고관절에서 기립과 보행 시 다리를 뒤로 뻗는 신전 능력을 통해 몸을 세우는 역할을 한다. 무릎의 굴곡과 신전 작용에 영향을 미치는 햄스트링은 다리의 앞쪽 근육인 대퇴사두근의 사용이 일어나는 과정에서 바닥면의 지지력을 통해 대퇴사두의 힘이 사용되도록 협력하는 근육이다. 따라서 햄스트링 운동은 다리 앞쪽 근육에 직접적인 힘을 제공한다기보다는 대퇴사두근이 힘을 사용할 때 햄스트링이 대퇴사두근에 대해 상호 보완적인 역할을 한다.

레그 컬은 두 가지 방법으로 진행할 수 있는데, 앉아서 실시하는 '시티드 레그 컬'과 엎드려서 실시하는 '레그 컬' 동작이다. 이 두 가지 운동의 목표가 햄스트링이라는 근육을 발달시키고자 하는 것임은 틀림이 없다. 그러나 엎드려서 실시하는 레그 컬의 경우 허리 통증이 있거나 허리 디스크 환자에게는 절대로 추천하지 않는다. 엎드려서 실시하는 레그 컬은 무릎을 뒤로 구부리는 과정에서 골반을 앞쪽으로 끌어당겨 허리 하부의 요추가 전만으로 이동되는 과정에서 요추 하단부에 불필요한 스트레스를 전달하기 때문이다. 이러한 현상은 추간판에 문제가 있는 사람에게는 허리의 전달되는 스트레스에 대해 불편함 또는 통증을 가중시키게 된다. 실제 허리 디스크 환자에게 이 동작을 실시하게 되면 더 심각한 통증으로 이어진다.

엎드려서 실시하는 레그 컬의 문제를 상대적으로 완화시켜서 시행할 수 있는 머신이 바로 '시티드 레그 컬'이다. 앉아서 하는 동작을 통해서 햄스트링에 효과적인 발달을 도모할 수 있다. 만약 시티드 레그 컬이 없다면 앞서 피지컬 트레이닝에서 설명한 닐 다운 업과 벤트 오버 스쿼트라는 동작으로 대체할 수 있다.

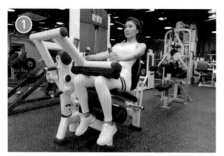
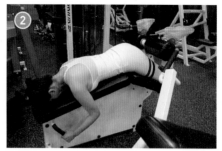

▲ 시티드 레그 컬(Seated Leg Curl)　　　▲ 레그 컬(Leg Curl)

　레그 컬 운동은 매일같이 해도 부족하지 않다. 좌식 생활에서 무릎이 구부러짐으로 인해 햄스트링의 긴장과 단축을 매일같이 경험하고 있기 때문이다. 이는 앞서 설명한 대로 햄스트링의 핵심 기능인 기립이라는 과정을 제한하게 된다. 따라서 긴장된 햄스트링을 운동과 스트레칭으로 정상 범위를 유지할 수 있도록 하면 우리의 생활 속에 앉았다가 일어나는 동작이 보다 편해지고, 이를 통해서 허리 통증을 사전에 예방할 수 있다.

　더불어 우리는 다리 운동으로 스쿼트, 파워 레그 프레스, 레그 익스텐션, 레그 컬 순서의 프로그램을 많이 사용한다. 물론 다리의 발달 중 다리 앞쪽의 대퇴사두근 발달은 매우 중요하다. 그러나 대퇴사두근의 효과적인 힘 사용은 햄스트링이라는 근육에 의해서 발생된다. 햄스트링 기능이 떨어지면 대퇴사두가 정상적인 힘을 사용할 수 없다. 따라서 다리의 운동을 시작하는 과정에서 가장 먼저 해야 하는 것은 스쿼트 또는 레그 익스텐션이 아닌 레그 컬이다. 실제 레그 컬을 충분하게 워밍업으로 하고 나서 스쿼트 또는 레그 익스텐션을 실시하면, 더 높은 무게에 대해서도 무릎과 고관절에 높은 안정성을 제공받는 느낌을 체감하게 될 것이다. 무릎은 대퇴부의 앞쪽과 뒤쪽의 상대적 균형을 통해서 안정성이 증가되는 것이지, 대퇴부 앞쪽의 힘만 좋아서는 좋아지지 않는다는 것을 기억하기 바란다.

따라서 고객들에게 반드시 햄스트링 운동을 교육하여 다리 운동의 모든 동작에서 일어날 수 있는 무릎 통증과 고관절의 문제를 사전에 예방하도록 다리 운동 사전 동작을 적용해야 한다.

레그 컬은 무릎과 고관절을 안정화시켜준다는 것을 먼저 이해해야 한다. 무릎을 구부리는 동작에서 햄스트링이라는 대퇴부 뒤쪽 근육의 역할이 매우 중요한데, 이 근육은 무릎을 구부리는 동작에서도 사용되지만, 보행에서 다리를 펴고 뒤로 미는 동작에서 사용되어 걸음을 걷는 데 있어 전방 보행에서 일차적 추진력을(비복근과함께) 발현한다. 그런데 일상생활에서 장시간의 고정된 자세는 무릎을 완전히 편 동작도, 완전히 구부린 동작도 아닌 상태로 고정되어 무릎을 완전히 펴는 동작과 완전히 구부리는 두 가지 동작을 모두 불편하게 만든다.

레그 컬 동작을 자세히 보면 무릎을 뒤로 구부리는 자세를 이용하여 다리 뒤쪽의 근육인 '햄스트링'을 발달시키는 운동이다. 스쿼트, 파워 레그 프레스, 레그 익스텐션과 핵 스쿼트 같은 동작도 무릎을 구부리게 된다. 즉 레그 컬이 가져다주는 혜택은 다리 뒤쪽 근육의 발달을 통해 무릎이 구부러지는 다양한 굴곡운동에 대해 안정성을 제공한다는 것이다. 스쿼트와 파워 레그 프레스, 핵 스쿼트와 같이 무릎이 구부러지는 각도에 대해서 무릎 뒤쪽에서 안정된 지지력을 바탕으로 무릎 앞쪽에 슬개골을 중심으로 연결된 무릎 위쪽(대퇴사두근)과 아래쪽(슬개인대)이 효과적인 지렛대 역할로 대퇴사두근의 폭발적인 사용이 가능하도록 해주는 운동인 것이다. 그러니 대퇴사두근을 발달시키고 싶다면 레그 컬 운동을 더욱 열심히 해야 한다. 따라서 레그 컬 운동은 최소 두 번에서 세 번 정도 시행할 수 있도록 구성하며, 워밍업 단계에서 충분한 운동으로 진행하고, 이후 중간에 한 번 더 실시한 후 마무리로 한 번 더 한다면 무릎과 허리에 대해 높은 안정성을 제공해줄 것이다.

많은 고객들이 목표로 하는 다이어트 또는 근육 발달을 위해서는 스쿼트를 포함하여 다리 운동을 실시해야 한다. 그러나 무릎의 사용이 많은 다리 운동에 적응되지 않은 고객들에게는 한편으로는 부담이 되기도 한다. 이는 점차 스트레스로 변할 수 있고, 결과적으로 불편함과 부상으로 이어질 수 있음을 미리 예상하여 흔들림 없는 무릎의 안정성과 무릎 앞쪽과 뒤쪽의 상대적 균형차를 최소화시켜 목표를 향해 달려가는 과정에서 무릎의 문제로 목표가 지연되거나 실패하지 않도록 해야한다.

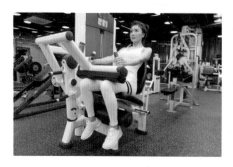
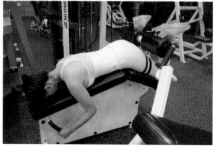

레그 컬 전/중/후에 함께 하면 좋은 맨몸 운동

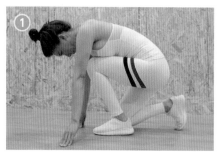
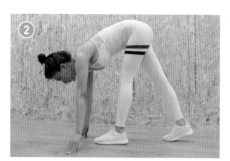

▲ 닐 다운 업(Kneel Down Up)

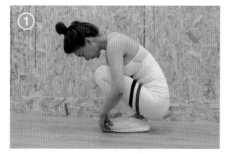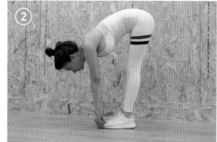

▲ 벤트 오버 스쿼트(Bent Over Squat)

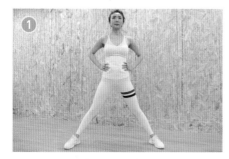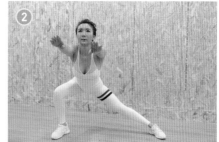

▲ 사이드 스쿼트(Side Squat)

22 / 크로스 런지, 다리 운동의 시작이자 중심

　　다리 운동의 시작은 고관절의 1차적 안정성(소둔근, 중둔근)을 높일 수 있는 운동이어야 한다. 그래야 다리 운동을 하는 가운데 활성화된 고관절의 안정성이 다른 2차적인 운동(대둔근 발달을 위한 스쿼트와 같은 운동)을 실시할 때 보다 효과적인 운동 수행능력을 펼쳐주기 때문이다. 이 두 근육을 발달시키는 동작은 다양하지만, 나는 크로스 런지를 선호하여 이 동작을 통해 고관절의 1차적 안정성을 높이고 있다.

　　스쿼트와 같이 강도 높은 고관절 굴곡을 이용한 운동을 하기 전에 크로스 런지를 통해 고관절을 활성화시키면 다리 운동의 수행력이 높아진다.

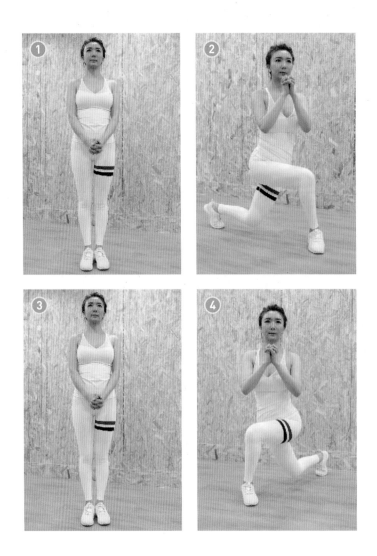

23 레그 익스텐션(Leg Extension)

　레그 익스텐션은 무릎 주변 근육 발달을 목적으로 진행되며, 특히 내측광근의 발달에 유효하다. 무릎 앞쪽에는 슬개골이라는 뼈가 있는데, 이 뼈에 다리 앞쪽의 근육인 대퇴사두근이 연결되어 무릎의 신전기능을 수행한다. 슬개골은 무릎의 지렛대와 같은 역할을 한다. 다리가 튼튼하다는 말을 좀 더 정확하게 표현하면 슬개골과 대퇴부의 연결이 튼튼하다는 의미가 된다. 그러나 운동 부족과 일상 생활에서 자신의 체중을 실어 앉고 일어나는 과정에서 무릎에 높은 스트레스가 전해지면 무릎의 불편함 또는 문제가 발생되기도한다. 그래서 레그 익스텐션이라는 운동을 통해 슬개골과 대퇴사두를(정확히는 내측광근과 중간광근, 대퇴직근의 사용비율이 높다) 발달시키고 무릎을 구부린 상태에서 펴는 과정을 효과적으로 수행하도록 하여 관절보다는 근육으로 힘을 사용할 수 있도록 해야 한다. 이 운동은 대퇴사두근이 발달되는 과정에서 햄스트링을 자연적으로 스트레칭시키는 역할도 일부 수행한다.

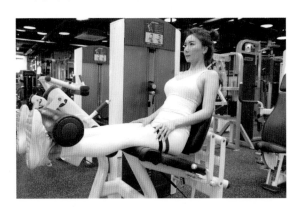

레그 익스텐션이라는 동작을 일상 생활의 동작으로 표현하면 의자에 앉아서 다리를 뻗는 것이라고 할 수 있다. 우리가 보통 일상생활에서 앉아 있는 자세는 다리의 뒤쪽 근육을 짧게 만든다. 의자에 앉아 있는 시간이 증가할수록 다리 앞쪽 근육의 기능이 감소되고, 햄스트링의 구조가 단축되어 앉고 일어서는 동작을 할 때 무릎의 불편함과 허리의 스트레스를 가져온다.

우리가 몸을 일으킬 때는 먼저 다리를 펴고 허리를 편다. 좀 더 구체적으로 설명하면 무릎이 펴지는 과정에서 고관절의 신전이 일어나고 정상적인 햄스트링과 대둔근의 기능적 참여가 일어나 고관절의 신전이 기립이라는 동작을 수행하게 된다. 문제는 장시간 앉아 있는 생활패턴이 지속되면 햄스트링의 단축 또는 대퇴사두근의 약화가 일어나고, 그로 인해 무릎을 올바르게 펴지 못하면서 몸의 힘선이 바뀌어 자연스럽게 허리가 구부러지는 상황이 발생한다는 점이다. 간혹 허리를 다 펴지 못한 채 보행기를 밀고 다니시는 할머니들이 있다. 이분들이 허리가 굽어서 보행기를 끌고 다니는 것으로 보이지만, 사실은 무릎의 구부러진 굴곡각도가 허리를 구부러지게 만드는 것이다.

무릎이 굽은 상태에서 허리를 바로 세우게 되면 무릎에 전달되는 스트레스가 높아지게 되고, 이는 결국 무릎에 더 많은 힘을 쓰게 하여 무릎을 펴고 구부리는 동작 자체를 힘들게 만든다. 그래서 다 펴지 못하는 허리를 숙여 무릎의 부담을 최소화하려는 현상과 함께 지렛대의 위치를 허리와 나누려는 힘의 분산작용을 하게 된다. 문제는 허리가 가지고 있는 변형의 구조가 무릎보다 약하다는 것이다. 지속적인 허리의 굽힘 동작이 허리의 구조적 문제를 야기시킬 수 있다. 이러한 이유로 무릎과 허리에 지속적인 부담이 가해져 무언가 지탱할 것이 필요하기 때문에 보행기에 의지하게 되는 것이다.

발목과 무릎의 기능이 잘 수행되어야 고관절의 움직임이 효과적으로 일어나고, 발목, 무릎, 고관절의 기능 수행이 잘 되어야 허리를 효과적으로 사용할 수 있다. 결과적으로 레그 익스텐션이라는 운동은 무릎의 정상적인 신전을 통해서 고관절에 전달되는 불필요한 스트레스를 줄이고 허리가 굽는 동작과 같은 보상 작용이 일어나지 않도록 하는 운동이다. 기립과 같이 바로 서는 동작에서 아주 중요한 운동이다.

우리는 고객과 수업하는 시간이 많지 않다. 그렇기 때문에 50분이라는 짧은 시간 동안 고객이 운동으로부터 최대 효과를 볼 수 있도록 지도해야만 한다. 그러기 위해서는 단계적 학습(처음부터 스쿼트가 아닌 발목, 무릎, 고관절의 순차적 운동의 적용을 말함)이 필요하고, 이를 통해 인체는 통합적 운동(스쿼트와 같은 복합 운동)을 효과적으로 수행할 수 있으며, 고객이 희망하는 목표에 보다 빠르게 도달할 수 있는 조건을 갖추게 되는 것이다.

무릎이 약한 사람들이나 다리의 사용을 최소화했던 사람들의 경우 처음에 진행되는 스쿼트 운동이 오히려 무릎에 지나친 스트레스를 주게 되어 무릎 통증을 호소하는 경우를 보게 된다. 이러한 경우 무게를 들지 않더라도 무릎이 자신의 체중조차 감당하기 어렵다는 것으로 볼 수 있다. 따라서 레그 컬과 레그 익스텐션을 통해 무릎 주변 근육부터 활성화해야 한다. 이렇게 저항력을 사전에 학습하면 보다 높은 단위의 운동이 적용되더라도 무릎 주변 근육이 안정적으로 힘을 받아 신체 구조를 잘 들어올릴 수 있다.

우리의 몸은 생각하는 것 이상으로 강하기도 하지만, 생각하는 것 이상으로 약하기도 하다. 이러한 신체구조의 특성은 개개인마다 너무나 다르기 때문에 고객과 최초의 상담을 하는 과정에서 현재 관절에 통증이 있는 곳은 없는지, 과거에 다친 적은 없는지, 일주일에 운동은 몇 번을 하는지 등등 최대한 많은 이야기들을 주고받으면서 운동의 강도를 어느 정도에서 시작해야 할지 판단해야 한다.

퍼스널 트레이너라면 고객의 다양한 정보를 통해 기초 체력에 대한 부분을 추정하고 예상하는 운동의 정도를 면밀히 확인하여, 트레이너가 운동을 지도하려는 동작에 대해서 혹시나 과거의 어떠한 문제로 운동이 진행되기 어려운 부분들은 없는지 이해하는 시간을 갖도록 해야 한다.

24 / 파워 레그 프레스(Power Leg Press)

파워 레그 프레스는 통상적으로 외측광근의 발달을 목적으로 하는 운동이며, 발판의 위치를 의도적으로 변화함으로써 자극을 받는 위치를 변화시킬 수 있다. 다리를 넓게 벌리면 다리 내전근의 자극을 상대적으로 높일 수 있다. 다리를 모으면 나리 바깥쪽 근육인 외측광근의 자극을 높이는 운동이 된다. 더불어 발판의 중심보다 다리를 높게 위치하게 하면 햄스트링의 참여를 높일 수 있고, 상대적으로 낮게 위치하게 하여 운동을 진행할 경우 대퇴사두근의 발달을 높일 수 있다. 나는 다리를 발판의 중심보다 상대적으로 조금 높게 실시해서 대퇴사두근의 발달보다 외측광근과 햄스트링의 참여 비율을 높여 운동을 실시하는 것을 선호한다. 운동을 처음 실시하는 고객 또는 운동의 부족을 가진 회원들의 경우 통상적으로 무릎의 기능이 효율적이지 못하기에 대퇴사두근의 참여를 높일 경우 무릎의 직접적인 사용이 늘어나 파워 레그 프레스를 실시하는 과정에서 무릎의 불편함을 호소할 수 있기 때문이다.

더불어 무릎 앞쪽과 고관절의 참여를 통해 다리의 전체적인 발달을 도모하도록 트레이닝을 진행하는 방법은 대부분의 고객들에게 효과적으로 적용될 수 있으며, 약 20회를 기준으로 50회까지 할 수 있도록 하고, 무게를 늘려가는 과정에서도 최소 30개 이상 실시해야 다리의 효과적인 발달을 기대할 수 있다.

파워 레그 프레스가 끝나면 바로 머신에서 나와 리바운드 스쿼트를 실시한다. 이렇게 두 가지의 운동을 복합해서 실시할 경우 파워 레그 프레스로 대퇴부의 위쪽의 발달을 도모하고 리바운드 스쿼트가 무릎 주변 근육을 효과적으로 자극함으로써 다리에 충분한 자극이 전달돼 스쿼트의 본 운동에서 자세의 유지에 필요한 근력과 균형을 제공한다. 결과적으로 스쿼트를 더욱 잘하게 만드는 효과를 체험하게 될 것이다. 아울러 펌핑에 대한 자극도 엄청나다는 것을 느낄 것이다.

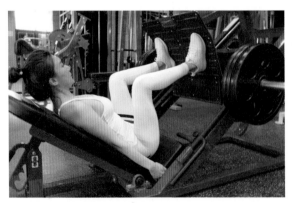

▲ 파워 레그 프레스(Power Leg Press)

파워 레그 프레스는 대퇴부의 위쪽(골반과 가까운 쪽)을 발달시킬 수 있는 운동 동작이다. 더불어 고중량으로 운동할 수 있는 장점을 이용하여 근력이 약한 고객들에게 고관절과 무릎의 집중적인 발달을 이루기에 효과적이다. 허리의 기준이 약하거나 균형성이 부족한 고객에게도 쉽게 적용할 수 있다. 이 머신의 특징 중 하나가 등받이를 이용하므로 상대적으로 무거운 무게를 안정적으로 들어올릴 수 있게 도와주어 다리 근육을 효과적으로 발달시킬 수 있다는 것이다. 특히 허리가 안 좋은 분들의 경우 스쿼트를 대신해서 하기도 하는데, 앞서 설명한대로 스쿼트는 우리가 생각하는 것 이상으로 허리의 근력을 많이 사용하고 높은 균형성을 요구하는 운동이기 때문이다.

여기서 중요한 것은 다리의 위치이다. 발판의 패드를 중심으로 가로/세로 선을 임의적으로 긋고 발의 위치를 어디에 놓고 운동을 실시하느냐에 따라서 전달되는 힘에 위치가 조금씩 바뀌게 된다. 앞서 설명한대로, 발판의 위아래를 가로질러 중심선을 기준으로 다리 위치를 위로 올리게 되면, 대퇴사두라는 허벅지 앞쪽 근육과 햄스트링이라는 뒤쪽 근육이 함께 사용되어지며, 상대적으로 높은 무게를 감당하기에 효과적이다. 다리의 위치를 내리게 되면 대퇴부의 앞쪽 근육이 더 많은 힘을 사용할 수 있게 된다.

Section 01 **발 위치에 따라 달라지는 자극**

다리를 무릎과 11자의 위치로 두고 실시 할 경우 다리의 전체적인 발달에 효과적이다.

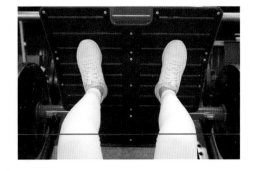

다리를 넓게 할 경우 내전근의 참여를 높일 수 있다.

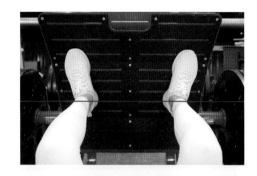

다리의 위치를 중앙보다 낮게 할 경우 대퇴사두근의 참여가 높아진다.

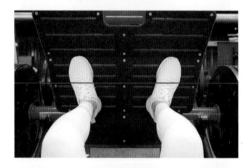

다리를 모아서 실시할 경우 외측광근 발달에 효과적이다.

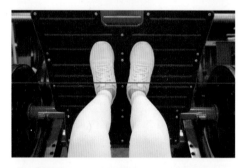

다리를 상대적으로 높게 위치할 경우 햄스트링의 참여로 더 높은 무게를 들 수 있다.

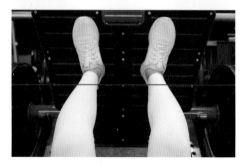

Section 02 함께 하면 좋은 리바운드 스쿼트

　　파워 레그 프레스를 하고 난 후 이어서 리바운드 스쿼트를 하게 되면 스쿼트에 필요한 동작을 효과적으로 학습할 수 있다. 파워 레그 프레스는 허리 사용 능력보다는 고관절과 무릎의 협력 작용을 집중적으로 학습하는 운동이다. 파워 레그 프레스 후 스쿼트로 넘어가는 과정에서 리바운드 스쿼트를 실시하면 스쿼트에서 요구하는 무릎 주변 근육을 발달시킬 수 있다. 또한 바닥면에서부터 일어서는 연습을 맨몸으로 실시하는 셈이 되며 동시에 대퇴골에 대한 골반 회전이 사전에 확보된다. 더불어 스쿼트에서 요구되는 발목, 무릎, 고관절의 안정성을 학습하여 허리의 불필요한 긴장과 스트레스를 전달하지 않고 다리 전체에 대한 집중적인 자극이 전달될 수 있도록 해준다. 리바운드 스쿼트를 하고 본 운동(스쿼트)을 진행하면 다리의 흔들림 없는 진행으로 그 효과를 극대화시킬 수 있다.

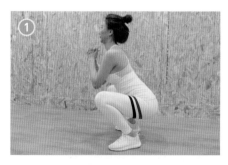
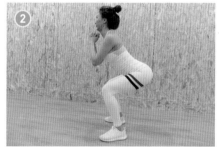

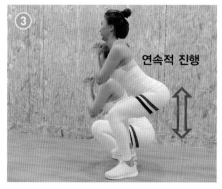

연속적 진행

만약 고객이 리바운드 스쿼트 자세가 나오지 않을 경우 대퇴부의 높이를 2번 사진과 같은 위치에서 시작하여 10cm 정도 높이를 지속 반복하는 과정으로 실시한다면 다리에 좋은 느낌을 전달할 수 있다. 리바운드 스쿼트 동작이 바닥에서 수행될 수 있도록 발목과 무릎을 충분히 스트레칭해주는 것도 중요하다. 평소 가정 운동 프로그램과 수업 중 퍼스널 트레이너의 지속적인 스트레칭으로 관리되어야 한다.

Section 03 스쿼트를 하기 전에

스쿼트는 전신 근력운동이지만, 하체의 발달을 주도적으로 일으킨다. 다만 허리와 다리의 균형이 굉장히 중요하기 때문에 운동을 처음 하는 초심자의 경우, 스쿼트 동작에 앞서 레그 익스텐션과 레그 컬을 먼저 하는 것을 추천한다. 단순관절과 단순관절의 합이 다중관절이라고 할 때 단순관절 운동(레그 익스텐션, 레그 컬, 카프 레이즈 등)이 상호 협력이 되어야 다중관절 운동(스쿼트) 대한 상호 협력적 관계가 동작을 더 잘할 수 있도록 만들기 때문이다.

앞서 파워 레그 프레스와 리바운드 스쿼트를 결합하여 고관절과 무릎 그리고 발목의 근육을 충분하게 활성화시키고 난 후 스쿼트라는 전체적인 운동을 실시하는 방법에 대해서 소개하였다.(물론 소개된 두 가지 운동은 모두 다중관절 운동에 속한다. 여기서 말하는 것은 관절의 참여 기준이 아닌 고객이 학습해야 하는 운동의 범위이다.) 퍼스널 트레이너는 고객이 자세를 잡는데 소비되는 시간을 최대한 줄여야 실제 운동 시간을 효율적으로 확보할 수 있고, 이를 통해서 고객은 더 많은 시간을 운동하여 신체 근육에 자극을 더 많이 전달할 수 있다.

한편 근력이 약한 분들은 자신의 체중을 자신의 다리로 버티기 힘든 경우가 많기 때문에 하체의 부족한 근력이 무릎과 발목에 전달하는 스트레스가 높아질 수 있고, 그로 인해 무릎의 불편함이나 통증을 경험하는 사례도 심심치 않게 볼 수 있다.

따라서 앞서 설명한대로 레그 익스텐션과 레그 컬, 카프 레이즈를 통해서 무릎 주변과 무릎을 움직이는 근본적인 근육의 힘을 먼저 향상시키고, 스쿼트에서 요구하는 무릎과 발목의 굴곡과 신전 방향에서 근육의 움직임이 효과적으로 일어날 수 있도록 해야 한다. 그러고 나서 스쿼트를 진행한다면 다리에 대한 자극 증가와 함께 전체적인 발달을 효과적으로 이룰 수 있다.

등이 과도하게 굽은 스웨이 백(Sway back), 어깨가 굽은 라운드 숄더(Round Shoulder)의 경우 흉부와 회전근개의 불안정성으로 인해 바벨을 승모근 위에 올려놓고 실시하는 과정에서 등 중앙 부위와 목의 불편함을 호소할 수 있다. 또한 스쿼트 동작을 실시하는 과정에서 허리, 어깨, 목의 불안정성을 만들 수 있기에 반드시 스쿼트를 진행하기 전에 고객에 체형적인 부분을 고려하여 불균형한 체형을 균형적으로 유지하기 위한 방법이 적용되어야 한다. 즉, 불필요한 근육의 참여와 효과를 반감시키는 신체 전반에 걸친 불균형을 교정하는 데 추가적인 노력이 필요하다.

정리하자면, 스쿼트를 본 운동으로 실시하기 전에 레그 익스텐션, 레그 컬, 파워 레그 프레스+리바운드 스쿼트, 카프 레이즈와 같은 운동을 통해서 상호 보완적인 활동을 적용하는 방법을 추천한다.

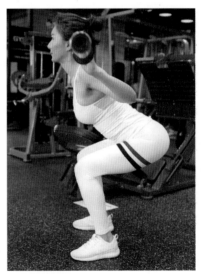

▲ 스쿼트(Squat)

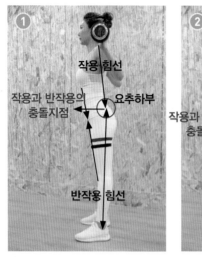
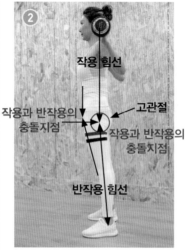

대둔근이 어떠한 원리로 수축을 일으키는지는 사진으로만 봐도 이해가 될 것이다.

사진 ❶의 경우 고관절이 굴곡되어 있는 각도이지만, 2번 사진은 고관절이 신전되어 있는 각도를 형성하고 있다. 고관절의 신전 능력은 대둔근의 수축을 의미하며, 대둔근의 수축은 들고 있는 무게에 대해서 사진 ❶과 같이 허리가 아닌 고관절이 무게를 지지하는 방법으로써, 더 높은 무게를 감당해낼 수 있게 되고 이는 결과적으로 골반을 포함하여 하체의 발달이 효과적으로 이루어질 수 있게 해준다. 만약 사진 ❶과 같은 자세를 유지하여 운동을 실시하게 되면, 허리 하부에서 받는 힘에 대해서 과도한 스트레스로 인해 허리의 뻐근함이 지나치게 높아진다. 평소 허리의 통증이 있는 분들이나 불균형이 있는 분들에게는 이러한 불편함들이 통증으로 바뀔 수 있음을 주의해야 한다.

그러나 사진 ❷처럼 진행하였을 경우 허리보다는 고관절에 대한 자극에 집중과 발달이 허리 하부에서 뻐근함과 불편함을 느낄 시간이 없도록 만들어줄 것이다.

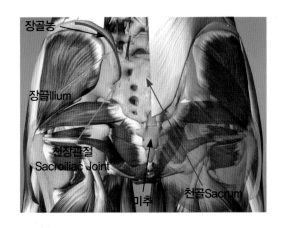

장골능

장골Ilium

천장관절
Sacroiliac Joint

미추

천골Sacrum

스쿼트의 핵심은 앉았다 일어서는 과정을 허리가 아닌 다리로 하는 방법을 학습하여 허리의 스트레스를 최소화하는 데 있다. 그러나 사진 ❶의 동작은 허리의 스트레스를 높이는 방법이며, 허리의 부담은 운동이 지속될수록 점점 커질 수 있다. 따라서 사진 ❷의 방법을 통해서 고관절의 신전 능력을 향상시키고, 그 결과물로 힘선을 허리에서 고관절로 이동시키면 다리의 발달과 더불어 엉덩이에도 폭발적인 자극을 전달할 수 있게 된다.

결과적으로 우리가 알고 있는 소위 '엉짱'이라는 엉덩이 발달을 위한 최적화된 자세를 통해 풍부한 힙을 얻게 될 것이다. 물론 이외에도 다양한 각도에서의 운동이 필요하겠지만.

이 동작을 학습해야 하는 또 다른 이유는 천장관절의 안정성 때문이다. 보라색 선이 가리키는 부분이 바로 천장관절이다. 천골(빨강)과 장골(주황)의 만나는 지점을 일컫는 단어인데, 대둔근은 해부학적으로 후방 장골능, 천골의 후외측면과 미추의 외측면, 척추 기립근의 근막 등이 위치되어 있다.

큰 틀에서는 대둔근이 골반 전체의 안정성에 중요한 근육이라 할 수 있지만, 세부적으로는 천장관절의 안정성과 직결되기 때문에 대둔근의 발달은 골반의 전체적인 균형에 매우 중요한 근육이라 볼 수 있다. 결국 스쿼트는 골반의 안정성을 높이고자 실시하게 되는 운동인데, 대둔근을 수축시킬 수 없다면 들고 있는 무게는 고관절이 아닌 허리의 힘으로 버텨야 한다. 고관절과 허리의 힘 중 어디가 더 강력한지는 말이 필요 없는 부분이라 생각한다.

더불어 허리의 힘으로 스쿼트의 무게를 지지할 경우 지속적으로 압박받는 추간판의 압력이 결과적으로 추간판의 과도한 스트레스로 작용하게 된다. 아무리 허리의 본래 구조가 신전이라 하더라도 신전에 대한 지속적인 무게적 압박은 결과적으로 추간판을 압박하는 구조가 될 수밖에 없다.

간혹 디스크에 손상이 있는 회원들의 경우에는 스쿼트를 진행하면서 고관절이 아닌 허리로 운동을 하게 되어 다리의 저림 증상과 불편한 통증으로 스쿼트를 기피하는 경우가 생기기도 한다. 그러므로 고관절에 대한 힘의 사용 기준을 반드시 이해시킨 후 고객들에게 스쿼트를적용해야 한다.

천골 바닥면의 위치를 바꾼다

Section 05

사진 ❶과 ❷의 동작은 천골의 위치를 바꾸게하는데, 사진 ❶은 천골의 윗면이 사선으로 사진 ❷는 수평으로 되어 있다. 이중 인체가 무게를 들었을 때 어느 방법이 더 높은 무게를 들어올릴 수 있을지는 쉽게 확인할 수 있을 것이다.

간혹, 허리의 본래 위치인 전만으로 무게를 들어야 한다는 사람들이 있다. 그러나 사진 ❶ 같은 방법으로 고중량을 들어올릴 경우 척추 기립근에 받는 압력과 힘은 매우 높아지게 된다.

앞서 설명한 대로 추간판의 불필요한 압박이 허리에 악영향을 미친다. 그러나 사진 ❷의 자세로 들게 되면 골반이 다리로 끌어당겨지는 과정에서 천골의 바닥변이 수평을 그리게 되고 이러한 과정에서 힘선은 허리가 아닌 고관절로 이동된다.

이는 결과적으로 대둔근의 수축으로 가능해지는 현상이다. 이 과정에서 척추 기립근은 1번 사진의 방법으로 진행됐을 때 긴장 받았던 상태와 반대로 거의 무중력에 가까운 상태라 할 정도로 힘이 들어가지 않는 상태가 되는 것을 경험할 수 있다.(사진 ❷의 동작을 취하였을 때 척추 기립근에 손을 대고 눌러보면 힘이 빠진 상태를 확인할 수 있다.)

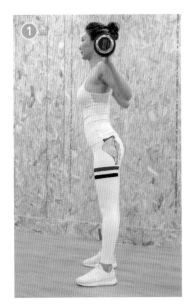 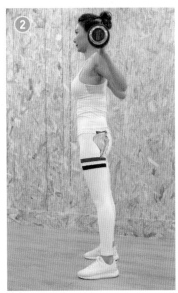

무게를 지탱할 때 기둥의 위치가 수평인 경우와 사선인 경우, 어느쪽이 무게를 효과적으로 지지하겠는가?

옷깃만 봐도 엉덩이 힘을 알 수 있다

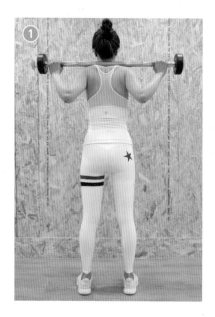

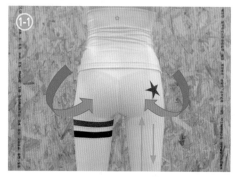

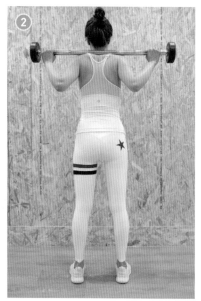

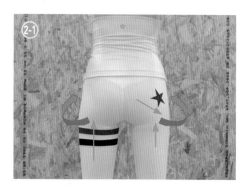

본 동작은 앞선 사진 ❶의 동작을 뒤에서 본 모습이다. 요가복에 주름이 없다는 것은 허리에 전달되는 힘이 높다는 의미로, 이는 현재 들고 있는 바벨의 무게를 허리에서 버티고 있다는 증거가 된다. 대둔근의 수축이 일어나지 않은 상태에서는 이렇게 요가복이 다 펴진 모양을 하게 된다.

사진 ❷의 자세는 허리보다 다리와 대둔근의 강력한 힘으로 스쿼트의 동작을 수행하고 있는 모습이다. 사진 ❷를 뒤에서 바라본 모습으로써, 대둔근의 강력한 수축이 다리와 엉덩이의 경계선을 확실하게 만들었다. 그로 인해 들고 있는 무게가 허리가 아닌 고관절로 이동되었다는 증거가 되는 사진이라 할 수 있다. 따라서 고객들이 운동을 하는 시점에서 고관절에 얼마나 힘이 잘 들어가는지에 대해서 명확하게 이해시켜야 한다. 이는 허리에 지속적인 스트레스를 전달하고 허리에 안 좋은 운동을 할 것인지, 아니면 고관절로 바꿔 허리 통증을 예방하는 운동을 할 것인지를 결정하는 문제이기 때문이다.

Section 07 엉덩이와 다리는 연결되어 있다(Connective Muscle)

엉덩이와 다리 근육이 연결되어 있다는 이야기는 다리의 발달이 엉덩이에 효과를 미친다는 말이다. 그래서 고중량을 이용한 파워 레그 프레스 운동이 엉덩이에도 좋은 효과를 낸다. 고관절과 슬관절의 동반 작용은 대둔근을 함께 사용하여 발달하기 때문에 움직임을 잘 이해하고 운동을 진행해야 한다.

그림과 같이 다리의 외측광근은 장경인대와 연결되어 골반으로 올라가는 과정에서 두 가지의 방향으로 나뉘게 된다. 위로는 대퇴근막 장근(Tensor Fasciae Lata)이라는 근육과 대둔근(Gluteus Maximus)라는 근육의 방향으로 나뉘게 되며, 대둔근은 (Ilium), 천골(Sacrum), 미골(Coccyx)을 연결하여 고관절과 척추의 안정성(천골을 포함)에 기여한다. 즉, 다리를 잘못 사용하면 골반의 균형이 틀어질 수 있다는 이야기가 되는데, 다리와 골반은 연결되어 있고 다리의 움직임은 골반을 움직이는 기준이 되기 때문이다. 다리를 꼬지 말라고 하는 이유도 한쪽 다리의 사용이 다른 한 쪽 다리와의 균형 관계에서 상대적으로 불균형해지기 때문이다. 문제는 단순 골반의 불균형이 아니다. 골반 위에 요추부가 경추부까지 연결되어 있기 때문에 골반의 불균형은 척주의 불균형과 직결된다. 우리의 몸은 독립체가 아니라 연결체이다. 하나의 움직임에서 다른 쪽의 움직임도 관찰되어야 하며, 이러한 움직임이 인체의 불균형을 유도하지는 않는지 한 보 앞을 더 내다볼 수 있어야 한다.

그래서 나는 허리의 문제를 허리보다는 다리에서 찾는다. 허리 디스크 손상 환자들을 운동시킬 때도 다리 근육에 운동과 발달을 통해 허리의 불필요한 스트레스를 줄일 목적으로 진행한다.

다리의 정상적인 방향과 운동성을 불균형에서 균형으로 이동시키는 과정이 결과적으로 허리의 추가적인 스트레스와 부담을 줄이는 방법이 되며, 일정 기간이 지나면 허리의 스트레스가 자동적으로 줄어드는 것을 볼 수 있다.

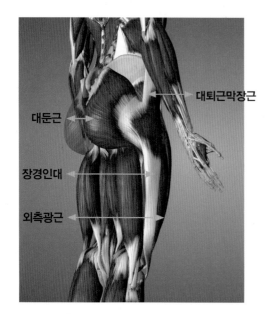

대퇴근막장근

대둔근

장경인대

외측광근

25 대둔근은 지구력 훈련으로 발달한다

대둔근의 1차적 기능	연구자료	
1. 고관절에서 대퇴부의 신전 2. 고관절에서 대퇴부의 외회전 3. 고관절과 함께 체간신전 　(허리를 펴는 근육)	Eisler P: Die Muskeln Des Stammes. Gustav Fischer, Jana, 1912(pp451~455, Fig66) 44세 이하 대둔근 부검에서 68% Slow-twitch(Type1) 32% Fast-twitch(Type2)	44세 이상의 그룹에서도 기본적으로 비슷한 분포인 70%에서 Type1, 30% Type2

우리가 알고 있던 내용과는 좀 다를 수 있지만 대둔근은 엄밀히 지근의 비율이 높은 근육이다. 그렇다면 스쿼트를 할 때 무게를 많이 들어올려야 엉덩이의 모양이 좋아질까? 반드시 그런 것만은 아니다. 런지와 같은 운동과 달리기 또는 스쿼트의 무게를 낮은 강도로 많은 반복을 통해서도 대둔근이 충분하게 발달될 수 있다.

실제 고객들에게 운동을 시켜보면 맨몸으로도 좋은 효과를 볼 수 있다. 많은 무게를 들어올려서 엉덩이 발달을 잘 이룰 수도 있지만 우리의 고객들은 생각보다 많은 무게를 들기가 어렵고, 맨몸으로도 얼마든지 탄탄한 엉덩이를 만들 수 있기 때문에 무게에 치중하는 방법보다는 자세와 움직임을 통해서 대둔근을 공략하는 방법이 더 효율적일 것이다.

26 / 골반 불균형 바로잡기

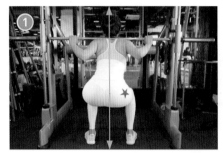
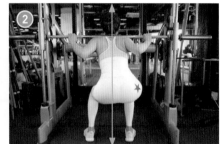
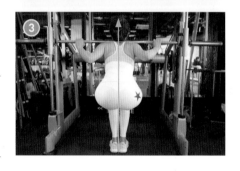

골반의 자유로운 움직임은 다리의 너비에 의해서 결정된다. 다리를 넓게(❶번, ❷번 사진) 벌리면 골반의 움직임을 자유롭게 할 수 있다. 그러나 다리를 완전히 모아서(❸번 사진) 진행하면 골반의 움직임이 최소로 바뀌게 된다. 다리를 묶어놓듯 모아서 운동을 시키면 골반의 좌우 불균형을 더 큰 각도로 만들지 않고 제한할 수 있게 된다.

골반의 틀어짐은 다리의 서로 다른 움직임에 의해서 일어난다. 특히 스쿼트를 실시하는 동작에서 골반이 틀어지는 상황이 나타난다면 다리를 모으고 스쿼트를 실시하여 3번 사진과 같이 몸의 중심선을 따라 운동할 수 있도록 학습시켜야 한다.

사진에서 확인되는 바와 같이 다리를 벌린 상태에서는 골반이 내려가는 위치가 다양한 각도로 내려올 수 있다. 그러나 다리를 모은 경우는 하나의 방향으로만 내려와야 하는 자세가 된다. 따라서 스쿼트 동작을 실시하는 과정에서 골반의 불균형이 나타난다면 다리를 완전히 모으고 실시하는 방법을 추천한다.

이후 어느 정도의 균형성을 확보하고 고객 스스로 인지하여 움직임의 안정성이 높아져 중심 운동이 가능해진다면 다리를 조금씩 넓혀가며 운동을 실시할 수 있다.

다만 다리를 모으고 실시하는 동작을 진행할 때 조심해야 하는 부분이 있다. 고관절을 굴곡시키는 과정에서 허리의 하부가 후만동작이 되는 위치를 반드시 확인해야 하며, 이 동작을 진행할 경우 내려가는 동작에서 전체 구간에서 수평보다 조금 높은 위치만큼만 내려가도록 연습을 해야 한다. 그래야 내려가는 과정에서 골반의 후만으로 인해 척추가 구부러지는 현상을 예방할 수 있다.

27 스쿼트의 네 가지 방향

스쿼트를 실시하는 가운데 네 가지의 방향을 설정하면 운동의 자극 범위를 전체적으로 넓혀 균형된 자극을 전달할 수 있다.

다리를 모으고 실시하는 내로우 스쿼트(Narrow Sqaut)의 경우 다리가 모여짐으로 인해 외측광근 발달에 효과적이다.

스탠다드 스쿼트(Standard Squat)와 같이 어깨 너비의 스쿼트 동작은 다리와 고관절의 전체적인 발달에 효과적이다.

와이드 스쿼트(Wide Squat)의 경우 자세의 특성상 내전근의 도움을 받아야 하므로 내전근의 자극도 참여된다. 고객들 대부분이 내전근을 모으는 자세로 생활을 하며 이는 여성이 남성보다 더 심한데, 이러한 이유 중 하나가 치마를 입을 경우 다리를 꼬는 습관 때문이다. 내전근의 과도한 단축이 서로 다른 긴장으로 적용되어 골반의 비틀림 작용까지 함께 동반되는 자세가 형성되기 때문이다.

이럴 경우 와이드 스쿼트를 실시함으로 인해서 내전근의 서로 다른 길이에 대해 상호 보완과 근력 향상에 효과적이다. 단, 골반의 불균형이 심각하다면, 골반의 교정을 통해 균형을 어느 정도 확보한 후 실시해야 한다.

풀 스쿼트는 대퇴부의 전체적인 발달과 무릎 주변 근육의 힘을 발달시키는 데 효과적이다. 무릎과 발목에 큰 이상이 없는 경우 거의 모든 사람들에게 적용할 수 있다. 바닥에서 양반 다리를 하고 있다가 일어서는 동작은 한 발이 완전히 쭈그려 앉았다가 일어나는 동작과 같다. 즉, 우리가 생활하는 범위는 무릎의 전체 구부림을 일으키는 동작이 많은데 풀 스쿼트의 동작은 이렇게 쭈그려 앉았다가 일어나는 과정에서 무릎의 안정성을 보완해준다. 무릎 주변 근육의 힘을 효과적으로 사용할 수 있게 하는 발달 운동이기 때문이다.

간혹 풀 스쿼트 동작이 무릎을 아프게 만드는 동작이라 생각하는 경우가 있는데, 풀 스쿼트는 오히려 무릎 주변 근육을 발달시켜 앉고 일어서는 데 있어 무릎 관절의 스트레스를 최소화시킬 수 있는 운동이다. 다만 이미 무릎이 안 좋은 사람의 경우 풀 스쿼트가 오히려 위험할 수 있기 때문에 무릎에 어떠한 문제가 있는지를 확인하고 난 후 풀 스쿼트 동작이 적용되어야 한다.

즉, 풀 스쿼트가 무릎에 안 좋은 것이 아니라 무릎에 대한 손상과 문제가 있는 사람이 풀 스쿼트를 하게 되면 문제가 될 수 있다는 것이다. 무조건 풀 스쿼트가 안 좋다고 생각하는 것은 생활에서 적용되어야 하는 전체 범위를 제한하여 운동하게 되고 오히려 무릎 주변 근육의 기능성을 감소시키는 결과를 초래한다.

Section 01 **다리와 허리의 협력 관계 향상**

스쿼트는 하나의 동작으로 진행하기보다는 다양한 각도로 운동하는 방법이 좋다. 물론 이러한 동작은 일정 기간을 통해서 단계적으로 적용해야 하는 부분이다.

처음 다리를 모으는 동작은 골반의 중심유지 능력을 향상시키기 위한 목적으로 실시하며 이후 어깨 너비를 통해서 다리의 조절과 골반의 조절 그리고 허리의 안정적인 전만 위치를 찾는 동작을 실시한다.

다음 단계에서는 다리를 넓게 벌리는 동작을 통해서 그동안 사용하지 않은 내전근을 참여시키되 혹 다리가 넓게 벌어지는 동작으로 인해 골반의 균형이 틀어지지는 않는지를 확인하고 점점 더 넓은 각도를 사용하여 다리의 조절 능력을 향상시킨다. 다리를 넓게 벌리는 동작에서 골반의 균형을 유지하는 능력을 높일 수 있도록 진행한다.

마지막으로 풀 스쿼트로 완전히 앉았다가 일어나는 방법을 통해 무릎 주변 근육과 더불어 발목, 무릎, 고관절, 허리에 대한 상호 협력 관계를 학습하도록 한다. 이는 생활에서 다리와 허리의 사용을 효과적으로 일으키고 힘을 어느 곳에서부터 사용해야 하는지를 학습하는 단계로 스쿼트의 전체적인 동작을 단계별로 진행한다.

내로우 스쿼트(Narrow Squat)
골반의 중심 유지 능력 학습하기

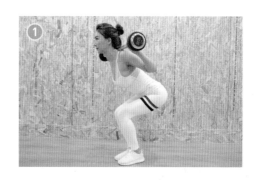

스탠다드 스쿼트(Standard Squat)
학습된 중심 능력을 바탕으로 스쿼트하기

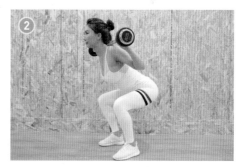

와이드 스쿼트(Wide Squat)

다리의 너비를 이용하여 중심 능력 향상시
키기

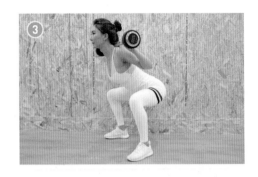

풀 스쿼트(Full Squat)

무릎, 발목, 고관절, 허리에 대한 협력 학습
하기

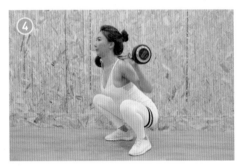

무릎이 앞꿈치 앞으로 나가면 안 된다?

스쿼트 동작에 관한 잘못된 생각 중 하나가 바로 무릎이 앞꿈치 앞으로 나가지 않아
야 한다는 것이다. 하지만 무릎이 앞꿈치 앞으로 나가지 않을 경우 고관절은 무게의 중
심과 더 멀어지기 때문에 상대적으로 허리에 더 많은 부담이 걸리게 된다.

따라서 무릎이 앞꿈치 앞으로 나와야 스쿼트의 정상적인 동작이 진행될 수 있으며,
무릎이 앞꿈치 앞으로 나가지 않게 진행하려면 차라리 데드리프트를 실시하는 것이 적
합하다고 할 수 있다.

사진 ②와 ③의 공통점은 무게의 힘을 받아주는 관절의 위치가 동일하다는 점이다.
만약 무릎이 앞꿈치 앞으로 나가지 않는 동작으로 시행하려면 데드리프트가 낫다고 얘
기하는 것이다. 이유는 사진 ②와 같은 동작을 실시했을 경우, 사진 ③의 동작보다 허리

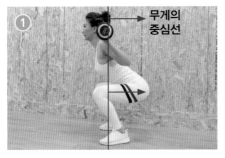
무게의
중심선

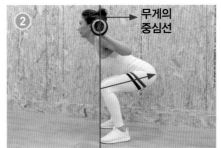
무게의
중심선

의 부담이 증가되기 때문이다.

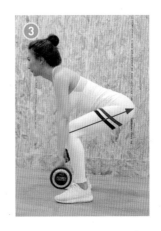

스쿼트의 목적은 무릎을 효과적으로 사용하고 지렛대의 원리를 이용하여 무거운 물건을 들고도 완전히 앉았다가 일어나는 동작을 배우는 것이며, 생활에서 앉고 일어서는 동작을 운동으로 연습함으로써 무릎과 고관절의 효과적인 사용을 통해 허리의 과도한 사용이 일어나지 않도록 하는 운동이다. 그러므로 스쿼트 과정에서 무릎은 앞꿈치 앞으로 나와야 한다. 정확히 말하면, 나올 수밖에 없다.

Section 03 예쁜 엉덩이와 다리를 만드는 운동

엉덩이를 예쁘게 만들기 위한 운동 방법은 다리 운동으로 진행된다. 앞서 설명한대로 1차적 안정성과 발달을 위한 크로스 런지를 시작으로, 데드리프트를 통해 고관절의 기초적인 발달 운동을 이어서 진행하고 다리를 모으고 실시하는 스쿼트(사진 ❷) 그리고 다리를 어깨 너비까지 벌리고(사진 ❸) 실시하는 스탠다드 스쿼트를 통해 외측광근과 함께 연결되어 사용되는 대둔근의 자극을 높이는 동작으로 구성한다. 이렇게 네 가지 단계로 실시하는 동작을 연속적으로 진행하게 된다면 대둔근의 발달을 효과적으로 이룰 수 있다.

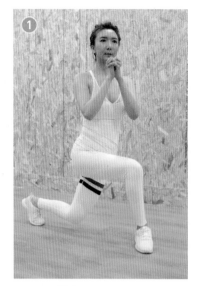

▲ 크로스 런지

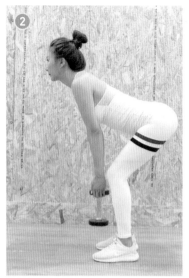

▲ 다리 모으고 스쿼트

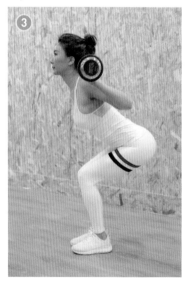

▲ 다리 벌리고 스쿼트

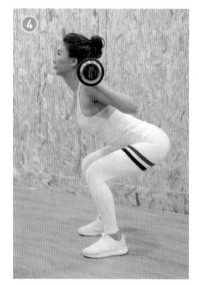

▲ 데드리프트(Deadlift)

스쿼트 전 후 맨몸 운동(스파이더 워킹)

스쿼트는 양 발을 몸 앞으로 굴곡시켜 실시하는 운동이다. 반대로 양 발을 몸 뒤로 뻗는 스파이더 워킹은 양 발의 굴곡과 신전을 통해 발달되는 스쿼트와 다르게 시작부터 고관절의 충분한 신전을 만들며, 그로 인해 고관절 굴곡을 효과적으로 만들어준다.

더불어 다리의 굴곡은 요근과 기립근의 상호 긴장을 유발하기 때문에, 운동 후 스파이더 워킹을 통해서 요근의 충분한 이완과 척추 기립근의 과긴장을 완화시키는 노력이 필요하다. 스쿼트를 통해서 발달되는 근육은 분명 다리와 엉덩이, 허리 근육이지만 이는 다른 관점에서 보면 스쿼트 동작에서 높은 스트레스를 받는 것이 이들 근육이라는 뜻이기도 하다. 따라서 운동 후 충분한 스트레칭은 요근의 안정성을 높이며 스쿼트라는 운동을 더 잘할 수 있도록 만드는 요인이 된다. 만약 지속적인 운동으로 요근의 긴장이 장기화되는 과정에서 기능적인 문제가 발생된다면 스쿼트라는 동작 자체를 할 수 없게 된다.

따라서 스파이더 워킹은 요근의 안정성과 충분한 이완을 위해서 운동 중 언제든 함께 실시하기에 좋은 운동이라 할 수 있으며, 실제로 이 운동을 실시하는 과정에서 신체의 체열 생산이 월등히 높아지는 것을 느낄 수 있는데, 심박수 훈련 측면에서도 일부 효과를 보기 때문에 스쿼트와 함께 실시하면 일석이조의 효과를 기대할 수 있다.

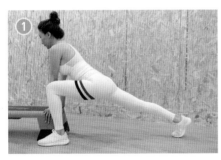 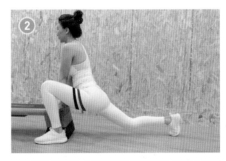

▲ 대퇴직근과 요근의 워밍업을 위해서 시행하는 운동   ▲ 요근의 독립적 스트레칭과 워밍업을 위해서 시행하는 운동

다만 자세가 완전히 습득되지 않은 상태에서는 빠른 동작 보다는 천천히 실시하여 안정적인 속도를 통해 요근이 충분히 이완될 수 있도록 고관절의 충분한 신전을 목표로 실시해야 한다.

28 종아리 운동

Section 01 ## 핵 스쿼트(Hack Squat)

핵 스쿼트는 대퇴부의 아래쪽(무릎 주변 근육)을 좀 더 강력하게 발달시키고자 할 때 사용하는 운동 기구이다. 파워 레그 프레스가 다리의 윗쪽(고관절부쪽)을 발달시키는 운동이라면 핵 스쿼트는 다리의 아래(무릎 방향)쪽을 발달시키는 운동이라 할 수 있다.

더불어 허리가 약하거나 스쿼트를 진행하는 과정에서 전달된 자극이 허리의 부담으로 이어지는(불편함 또는 아프다는 느낌) 고객들에게 대퇴부 위쪽과 고관절의 발달을 위한 운동으로 파워 레그 프레스를 진행할 수 있는 것처럼, 허리의 부담을 줄이고 무릎 주변 근육과 더불어 고관절을 동시에 사용하여 발달하고자 하는 운동으로 핵 스쿼트를 적용할 수 있다. 다만 어깨에 무게가 얹혀 있기 때문에 추간판의 손상이 있는 환자 또는 허리 통증이 심한 사람들은 허리의 충분한 안정성이 확보되고 난 후에 실시해야 한다.

사진 ❶과 같이 다리의 위치를 너무 뒤쪽으로 이동시킬 경우 무릎에서 받는 스트레스가 상대적으로 높아진다. 무릎 주변을 발달시키기 위해서 실시하는 운동이지만, 무릎의 상태를 파악하여 실시해야 된다. 아울러 이렇게까지 내리는 사람도 없겠지만, 내린다고 하여 무릎의 강성이 더 좋아지는 것이 아니므로 상식적인 선에서 이해하면 좋을 것이다.

빨간색 선을 보면 힘의 작용시점에서 도달 시점이 어느 부위가 되는지 이해할 수 있다. 1번 사진과 같이 다리의 위치가 뒤로 감으로써 발목과 연결된 종아리뼈의 각도가 기울어짐에 따라 전달되는 힘이 무릎으로 이동되게 된다. 따라서 본 동작은 사진 ❷와

❸의 기준으로 운동을 실시하여 무릎 앞쪽과 주변 근육에 자극이 집중될 수 있도록 해야 한다.

사진 ❸의 경우 다리를 맨 위쪽에 올려놓는 자세를 통해 대퇴부 깊숙히 자극을 전달할 수 있게 된다.

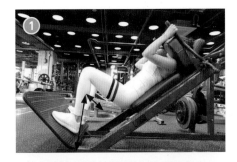
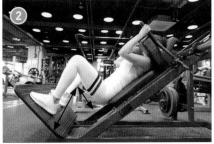

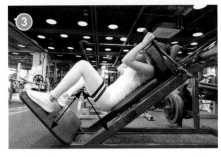

Section 02 스티프 레그 데드리프트(Stiff – Leg Deadlift)

스티프 레그 데드리프트는 햄스트링에 중점을 둔 운동이다. 더불어 본 동작은 고관절의 회전 능력 향상을 통해 햄스트링의 협응 능력을 높이려는 목적으로 시행할 수 있다. 이 동작을 실시하는 과정에서 햄스트링의 스트레칭과 발달이 동반되나 최초 시작하는 목적이 햄스트링이 아닌 골반의 회전 능력이라는 점에 차이가 있다. 이는 발달로써 근육을 바라보느냐, 아니면 기능적인 측면에서 바라보느냐의 차이일 뿐 그 뜻이 별반 다르지 않다.

본 동작은 대퇴골에 대한 골반의 회전(다리의 움직임은 고정하고, 골반을 다리 방향으로 회전한다는 의미)을 이용하여 골반이 전방으로 회전되는 가운데, 전방 회전된 골반을 햄스트링이 따라가는 과정에서 스트레칭된다. 그로 인해 안정적인 햄스트링의 길이와 근력의 유지를 통해 일상 생활의 영역에서 상체를 숙이고 펴는 동작을 실시할 때 상체의 굴곡과 신전을 효과적으로 수행할 수 있도록 하는 동작이다. 이 운동의 핵심은 햄스트링이 아닌 골반의 회전에 있다. 따라서 골반의 회전을 이용하여 햄스트링이 충분하게 이완성 긴장을 할 수 있도록 집중해야 한다.

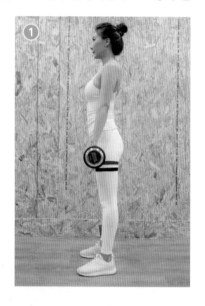

또한 골반이 전방으로 회전되는 가운데 햄스트링과 대둔근이 충분히 이완되고, 반대로 신전 자세에서는 스쿼트의 마무리 동작과 같이 고관절의 최대 신전을 통해 대둔근에 강력한 수축을 유도해야 한다. 이는 바닥에 떨어진 물건을 줍는 상황과 같이 골반의 충분한 회전이 요추부의 후만이 아닌 전만에 가까운 동작으로 허리의 후

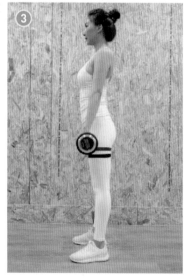

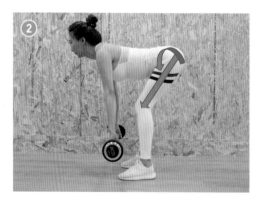

만성 변화를 최소화시켜 요추부에 전달되는 스트레스를 줄이기 위한 과정을 배우는 운동이라 할 수 있다.

스탠딩 카프 레이즈(Standing Calf Raise)

종아리 운동의 핵심은 발목의 안정성을 강화시키는 것이지만, 최종적인 목표는 다리 전체의 안정성을 높이는 것이다. 사람들은 발목의 안정성을 간과하는 경우가 많지만 우리의 모든 활동은 대부분 발목부터 시작한다. 발목을 다쳐서 정상적 움직임을 할 수 없는 상태가 되면 무릎의 움직임에도 제한이 걸리게 되고, 결과적으로 한쪽 다리 전체의 사용이 불편해지는 상황을 만들게 되므로 발목 하나만 다치더라도 허리에 가해지는 스트레스와 부담이 증가될 수밖에 없다.

따라서 사전에 발목을 안정시키고 관리하는 것은 매우 중요하다. 스쿼트를 할 때도, 다이어트를 위해서 달리기를 할 때도, 가족들과 산책을 할 때도 발목이 필요하다. 발목이 좋은 컨디션을 유지해야 하는 이유는 우리의 삶이 발목 하나로 인해서 힘들어질 수 있기 때문이다. 여기에 소개되는 카프 레이즈는 휘트니스 센터가 아니라도 어디서나 충분히 진행할 수 있는 동작이다. 생활에서 수시로 진행하는 가운데 발목이 튼튼하게 유지될 수 있도록 해야 한다. 특히 여성에게 이 운동을 강조하고 싶다. 흔히 여성들은 종아리 운동을 하면 종아리가 커지거나 두꺼워질 것을 우려하는데, 절대로 그렇지 않다. 오히려 종아리가 약해서 다치게 되는 상황을 더 무서워해야 한다.

종아리 운동을 실시할 때는 두 가지 방향으로 운동이 진행되어야 한다.

1. 발의 뒤꿈치를 안쪽으로 회전하여 종아리의 안쪽 부분을 발달시키고 발목의 안정성을 높이는 동작
2. 발의 뒤꿈치를 바깥쪽으로 회전하여 종아리의 바깥쪽 부분을 발달시키고 발목의 안정성을 높이는 동작

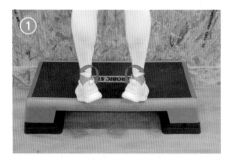
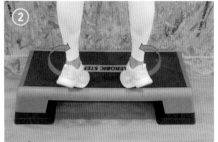

종아리 근육

사진에서 보는 것과 같이 우리가 흔히 말하는 종아리 근육인 비복근(Gastrocnemius)
은 발뒤꿈치와 다리 뼈 아래쪽을 연결한다. 이는 종아리 근육이 무릎의 안정성에도 영
향을 미친다는 의미가 되며, 실제 스쿼트를 하는 과정에서 무릎의 불편함이 발생될 경
우 비복근 운동과 레그 컬을 실시하고 스쿼트를 진행하면 상당 부분 완화되는 것을 경
험할 수 있다.

하나의 동작은 하나의 근육을 사용하
는 것이 아닌, 전체적인 근육의 사용으
로 완성되기 때문에 반드시 전체적인 관
리가 동시에 이루어져야 한다.

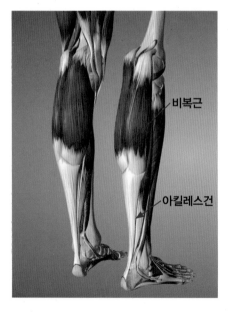

비복근

아킬레스건

따라서 비복근을 관리하는 것은 발목
과 무릎을 동시 관리하는 개념으로도 생
각할 수 있으며, 단순하게 종아리가 두꺼
워지는 것에 대한 두려움으로 운동을 회
피하는 것은 무릎과 발목의 안정성을 떨
어뜨리는 결과를 낳을 수 있음을 기억해

야 한다. 더불어 종아리가 커질 걱정은 하지 않아도 된다. 그렇게 쉽게 커지지 않는다. 특히 카프 레이즈라는 운동은 특히 굽이 높은 힐을 많이 신고 다니는 여성들에게 강력하게 추천하는 운동이기도 하다.

뒤꿈치의 높이가 높은 힐과 같은 신발을 오랜 시간 신어야 하는 직장인들의 경우, 아킬레스건의 긴장으로 플랫 슈즈와 같은 평평한 신발을 신을 때 오히려 발목 앞쪽에 불편함을 호소하는 경우를 볼 수 있다. 이는 발목의 움직임이 이미 앞쪽과 뒤쪽에 대한 상호 긴장력이 서로 달라 뒤쪽의 과도한 긴장 탓에 앞쪽에 더 많은 힘을 사용하는 과정에서 발목 앞쪽의 부담이 커지기 때문이다.

Section 05 힐의 위험성

가끔 런닝머신을 타는 과정에서 종아리의 앞부분이 많이 당긴다는 얘기를 하는 고객들이 있다. 비복근의 단축은 종아리뼈 앞쪽에 위치한 전경골근이라는 근육에 더 많은 부담을 주는 결과를 낳게 되는데, 여기에 여성의 힐이 한 몫을 담당하기도 한다.

힐의 높이가 종아리 뒤쪽의 긴장력과 스트레스를 증가시키고 뒤꿈치가 올라가는 발목의 위치의 변화가 지속되는 과정에서 정상적인 발목의 움직임에 지장을 초래하는 것이다.

장기간 힐을 신는 습관은 결과적으로 아킬레스건이 정상보다 짧아진 상태를 유지하게 만들고, 이는 단축과 같은 긴장으로 바뀌게 된다. 이렇게 적응된 상태로 플랫 슈즈와 같이 뒤꿈치가 바닥과 수평이 되는 평지 보행을 하게 되면 긴장된 아킬레스건이 수평으로 내려온다. 이때 전경골근(Tibialis Anterior)이라고 하는, 발등을 들어올려 주는 근육이 짧아진 아킬레스건과 비복근을 발 앞쪽에서 당겨올리는 과정에서 정상적인 발목 상태에서보다 더 많은 힘을 사용하게 되고, 결국 과사용으로인해 종아리 앞쪽에서 과도한 긴장을 느끼게 된다. 때문에 이런 고객은 걷는 동작에서 정강이 앞쪽이 당긴다는 표현을 하는 것이다.

만약 런닝 머신을 타는 과정에서 이러한 피로감이 발생된다면 반드시 종아리 스트레칭을 주기적으로 실시해야 한다. 아울러 힐도 당분간은 자제할 필요가 있다. 또한, 힐을 신고 뒤꿈치가 올라가 있는 과정에서 무릎을 구부리게 되면 무릎 주변의 근육보다 무릎 앞쪽의 슬개건과 인대가 더 많은 스트레스를 받게 되고, 건과 인대의 수동 장력이 장기간 발생하면 무릎의 불편함을 호소할 수밖에 없는 상태가 된다. 힐을 신지 않을 수 없다면 이후 근육과 건에서 전달받은 스트레스와 긴장을 반드시 풀어줌으로써 다음 활동에 대비해 사전에 미리 회복하는 예방 운동을 반드시 적용해야 한다.

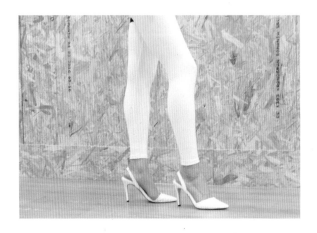

하지 정맥류 예방

종아리 근육은 장시간의 보행이나 산행에도 쉽게 지치지 않는다. 그 이유는 바로 '가자미근(Soleus)'이 가진 지근의 특수성 때문이다. 가자미근은 지근의 비율이 약 75%로, 대량의 지근 섬유를 가지고 있다. 이것이 장시간의 활동에서도 지치지 않고 사용할 수 있는 이유이다. 손가락과 발에 있는 내인성 근육보다도 피로에 강해 많은 활동에도 지속적인 사용이 가능한 종아리 근육이 가져다주는 혜택은 이루 말할 수 없다.

종아리 운동 중 시티드 카프 레이즈는 '가자미근'을 발달시키기 위한 운동이다. 이 근육은 '정맥환류'와 깊은 연관성이 있는데, 하지의 정맥혈을 심장으로 되돌리는 데 아주 중요한 역할을 한다. 심장은 혈액을 내보내는 능력은 좋지만 하지까지 내려간 혈액을 다시 되돌리는 힘은 부족하다. 이때 종아리 근육이 혈액을 심장까지 올려주는 역할을 담당한다. 이것을 '근육의 펌프 작용'이라고 한다.

다리 근육들이 정맥 펌프 기능에 미치는 영향을 근육별로 연구한 결과에 따르면 가자미근 〉비복근 〉외측광근 〉내전근의 순서로 나타났다. 이는 수축기 압력의 순서를 따른 것이다. 가자미근은 한 번의 수축으로 약 60%의 혈액을 환류시켰으며, 대퇴부의 수축은 약 20%의 혈액을 환류시켰다. 이 두 가지 내용으로만 보더라도 정맥 펌프 기능에 대해 가자미근이 가진 중요성을 이해할 수 있을 것이다.

하지로 내려간 혈액은 환류 과정을 거쳐 다시 심장으로 되돌아가는 순환 과정을 거쳐야 한다. 그러나 장시간의 좌식 활동과 고정 활동은 정맥 환류의 지장을 일으킨다. 하지로 내려간 혈액이 정상적으로 정맥 환류가 되지 않아 하지로 모인 혈액의 양이 점점 늘어나게 되고, 늘어난 양이 혈관을 팽창하게 만들어 결과적으로 하지정맥류의 원인이 되는 것이다. 그래서 정맥 펌프의 기능을 수행하는 근육을 '제2의 심장'이라고 표현하기도 한다. 그러니 종아리 운동, 열심히 해야 한다.

Section 07 시티드 카프 레이즈(Seated Calf Raise)

시티드 카프 레이즈는 가자미근의 발달을 목적으로 시행하는 운동이며, 시티드 카프 레이즈 머신이 없다면 스미스 머신을 이용하여 실시해도 무방하다. 동작을 실시할 때 바닥에 놓은 플레이트의 높이를 조절함으로써 굴곡 능력을 보다 높게 향상시키는 방법으로 응용할 수도 있다.

시티드 카프 레이즈를 실시하게 된다면 가자미근을 효과적으로 발달시켜 발목의 안정성을 증가시킬 수 있다. 아울러 아킬레스건은 비복근과 가자미근의 합으로 이루어지기 때문에 가자미근의 안정성은 아킬레스건의 안정성과도 직결된다.

다만 여성의 경우 남성보다 뒤꿈치가 높은 힐을 많이 신는다는 것을 고려해야 한다. 플레이트의 높이를 높여 아킬레스건과 가자미근의 충분한 이완이 일어날 수 있도록 해야 하는 것이다.

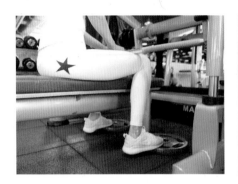 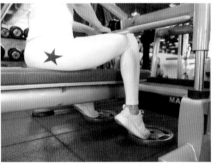

리버스 카프 레이즈(Reverse Dalf Raise)

이 동작은 발목의 앞쪽에 있는 근육, 즉 정강이 뼈 옆에 있는 근육들을 발달시켜 보행 시 지면을 밀고 들어올리는 과정이 효과적으로 일어날 수 있도록 한다. 간혹 걸을 때 앞꿈치가 끌리는 사람들이 있다. 과거에 발목을 다쳐서 그런 경우도 있지만 종아리의 과도한 긴장과 단축으로 인해 발생되는 경우도 있다. 따라서 이러한 경우 반드시 종아리 근육을 충분하게 이완시키고 난 후에 본 운동을 실시해야 좋은 효과를 볼수 있다.

힐을 신고 걷는 동작은 앞꿈치가 뒤꿈치보다 낮은 환경에 놓이게 한다. 이렇게 될 경우 보행에서 정상적으로 발등을 끌어올리지 못해 발끝이 바닥에 걸려 발목을 삐거나 접지를 확률이 높아지게 된다.

리버스 카프 레이즈를 실시하고자 한다면, 이 동작을 진행하기 전에 반드시 종아리 운동(시티드 카프 레이즈와 스탠딩 카프 레이즈)과 스트레칭을 실시하고 난 후 진행하는 것을 원칙으로 해야 한다.

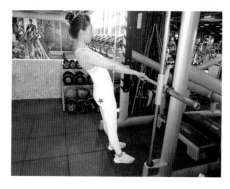 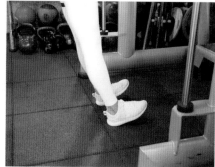

29 / 다리 운동 후의 셀프 근막 스트레칭

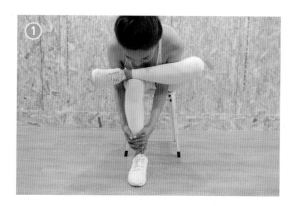

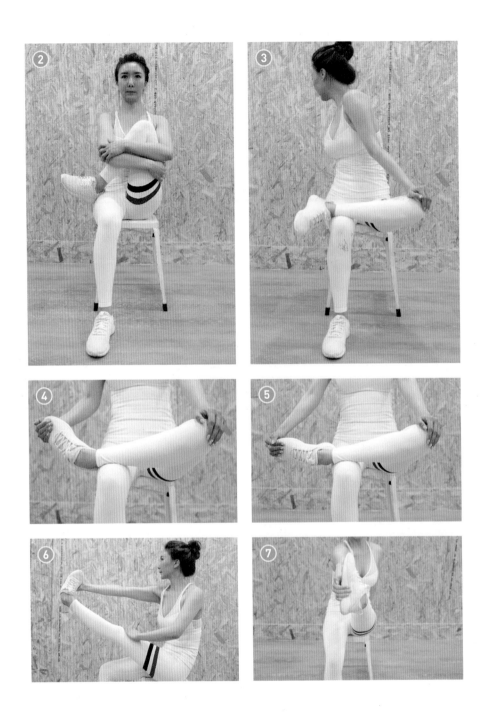

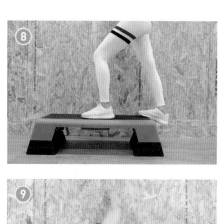

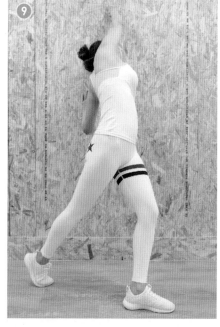

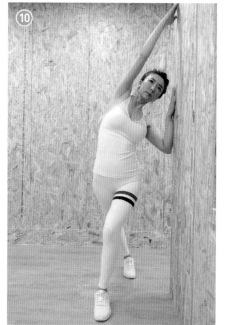

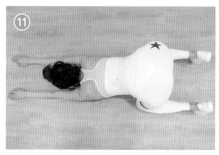

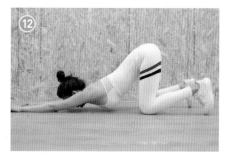

memo

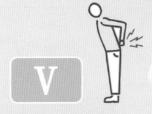

V

어깨 운동
(Shoulder Training)

생활에서 적용되는 대부분의 동작은 내회전성을 가진다. 문제는 어깨 구조가 이미 내회전이라는 데 있다. 우리가 발달시키고자 하는 등, 가슴 근육의 운동 또한 내회전의 동작을 더욱 강조하게 된다. 이로 인해 어깨는 정상적인 내회전의 범위를 넘어 과도한 내회전 방향을 형성하게 되고, 어깨 움직임에 있어 물리적 스트레스가 높아진다. 따라서 어깨 운동의 핵심은 내회전의 방향을 제한하고 외회전의 움직임을 충분히 활성화시켜 어깨가 가진 본래의 정상적 내회전성을 유지하는 데 있다.

30 / 어깨의 본질적 성향은 내회전

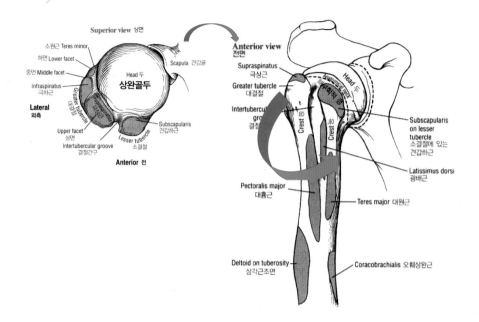

그림처럼 정상적인 어깨 방향을 좀 더 세밀하게 표현하면 상완골은 견갑골에 대해서 내회전의 방향을 가지고 있다. 이렇게 내회전되는 이유 중 하나는 상완골과 견갑골에서 1차적으로 연결된 근육 중 내회전을 담당하는 견갑하근의 단위 면적이 외회전을 담당하는 극상근, 극하근, 소원근보다 상대적으로 크기 때문이다. 이러한 구조 때문에 어깨가 내회전으로 설정되어 있는 것이며, 견갑골에 대한 기준이 이미 내회전 방향을 가지고 있는데 우리의 일상생활은 이보다 더한 내회전의 방향을 사용하고 있어 문제가 된다.

컴퓨터, 글쓰기, 핸드폰 등 대부분의 활동이 내회전 동작이며, 장기간 학습된 내회전은 이미 내회전된 상완골두를 더욱 더 내회전되게 만들고 과도한 내회전을 가진 상완골은 팔을 머리 위로 올리는 과정에서 상부승모근의 불필요한 개입을 일으켜 어깨에 불편함을 느끼게 만든다. 이러한 과정에서 목 뒤쪽에 불편함을 느끼게 되거나 라운드 숄더와 같은 어깨 구조의 변형이 일어나는 것이다.

따라서 이미 내회전된 어깨를 지나치게 내회전시키지 않도록 해야 하지만, 문제는 피트니스 센터에서 가장 많이 하는 운동 대부분이 내회전성 운동이라는 점이다. 결과적으로 외회전보다 내회전 방향의 힘을 사용하는 경우가 월등히 높은 것을 볼 수 있다. 벤치 프레스, 랫 풀 다운, 바벨 로우와 같은 가슴과 등 운동에서 사용되는 근육의 방향이 대부분 내회전을 가지고 있다. 어깨 운동 시 어깨가 불편하다고 인지하게 되는 것은 어깨 운동이 외회전의 각도를 요구하지만 이미 과도하게 내회전된 어깨는 외회전을 시키기에는 부족하여 다른 근육들이 참여되기 때문이다.

31 / 라운드 숄더 교정을 위한 외회전 운동

라운드 숄더를 교정하는 핵심은 '외회전'이다. 사진 ❶과 같이 견관절이 외회전된 상태에서는 머리도 정상적인 위치에서 유지된다. 여기서 중요한 것은 어깨가 굽어진 각도에 따라서 머리의 움직임이 결정된다는 점이다. 좀 더 정확하게 얘기하면 어깨가 내회전의 방향을 통해 흉추부가 굴곡(구부러지는)되기에 좋은 동작으로 바뀌고, 굽은 등의 각도만큼 목을 앞으로 기울어지게 만든다. 즉, 어깨는 목과 등을 조절하는 조절자의 역할을 수행한다. 이러한 이유에서 라운드 숄더를 교정하기 위한 스트레칭을 실시해야한다. 외회전의 방향성 조절을 통해 견갑하근의 단단한 내회전 근육을 이완시키고 대흉근 스트레칭을 통해 견관절을 외회전 방향으로 바꿔줘야 한다. 이후 외회전의 방향을 고정시킬 수 있는 비하인드 프레스와 같은 운동으로 어깨의 안정성을 높이는 동작이 적용되어야 한다. 비하인드 프레스를 머리 위에서 시키는 이유가 바로 여기에 있다. 머리 위에서 비하인드 프레스를 실시할 경우 어깨의 외회전을 이용할 수 있지만, 기존의 비하인드 프레스는 바벨이 머리 뒤로 내려가는 과정에서 머리가 전방으로 이동되고, 어깨는 내회전 방향을 갖게 되어 결과적으로 라운드 숄더를 일으키는 힘의 구조를 변화시키기 어렵게 된다.

라운드 숄더의 문제점을 좀 더 다양한 관점에서 생각해본다면, 어깨의 내회전은 견갑골에 거상과 외전 동작을 형성하고 등이 굽을 수 있는 동작이 된다. 이는 머리의 움직임이 몸의 중심에서 앞으로 이동되어 목에 불필요한 스트레스를 전달하는 결과를 초래한다. 만약 이 상태에서 팔을 들어올릴 경우 견갑골이 거상되는 과정으로 목과 가까워지게 되어 승모근에 불필요한 긴장이 유발된다. 어깨의 내회전은 상체의 신체 균형을 무너뜨리는 문제이기 때문에 반드시 교정되어야 한다. 앞서 어깨는 흉추부와 목의 움직임을 조절한다고 표현한 이유가 여기에 있다.

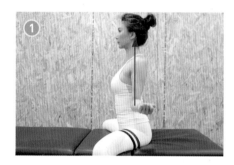
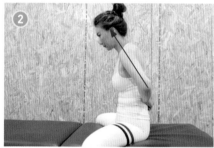

사진 ❶을 보면 어깨의 외회전 동작이 견갑골을 하강시켜 흉추부의 후만 움직임을 제한하게 된다.

반대로 사진 ❷는 어깨의 내회전이 견갑골에 외전 동작을 만들고 견갑골에 대한 흉추부의 제한 범위가 풀리게 된다. 이 과정에서 등이 구부러지기 더욱 좋은 구조로 바뀌게 되는 것이다.

라운드 숄더의 진짜 무서움은 어깨가 굽음으로 인해서 미용적으로 보기 안 좋다는 것이 아니라 등이 굽고 목의 위치가 변하는 과정에서 어깨와 목 그리고 등의 불편함이 2차적 불편함 또는 심각한 손상으로 이어질 수 있다는 점이다. 목 디스크 손상이 있는 고객들에게 목을 풀어주는 스트레칭을 목에만 적용했을 때와 어깨의 충분한 스트레칭과 함께 적용했을 때가 다르다. 불편함이 줄어드는 정도에 현저한 차이가 난다.

목은 어깨와 밀접한 연관성을 가지고 있다. 허리는 위에 늑골과 아래는 골반이 있어 위 아래를 묶는 역할을 수행하지만, 목은 아래에 어깨만이 존재하기 때문에 어깨와 흉추부에 연결된 구조를 가지게 된다. 이는 어깨와 흉추부의 움직임이 바뀌게 되면 목의 기준도 바뀌게 된다는 것을 의미한다. 반대로 목에 발생된 문제를 완화시킬 때는 어깨부터 관리하여 평상시 어깨가 정상적인 방향의 움직임을 통해 경추부의 중심을 유지하는 방법이 적용되어야 한다.

고관절이 하체의 중심이라면 어깨는 상체의 중심이다. 어깨는 위로 경추부를 아래로는 요추부의 움직임을 조절하며, 고관절은 아래로는 무릎을 위로는 골반의 방향을 조절하여 허리의 움직임을 조절한다. 허리는 허리의 관리만 잘 한다고 좋아지는 것이 아니라 고관절과 어깨의 관리를 통해서 안정성을 높여야 한다.

32 책상 앞에 앉았을 때의 자세 분석

앞의 내용에 대해서 '책상 앞에 앉아 있는 것이 왜 라운드 숄더의 원인이 되나요?'라는 질문이 있을 것 같아 책상에 앉아 있는 모습을 가지고 설명하고자 한다.

앞의 내용은 팔을 허리 뒤로 넘겨서 내회전을 일으켰지만, 의자에 앉아 팔을 책상에 올리면 팔이 몸 앞쪽으로 오게 된다. 이 역시 팔을 내회전시키는 동작이 된다. 팔을 몸 앞쪽으로 두게 되는 컴퓨터 작업 또는 노트 필기와 같은 동작에서 팔꿈치가 손의 위치보다 바깥쪽으로 이동하게 되고, 이러한 동작은 결과적으로 상완골의 내회전을 일으키게 된다. 따라서 이렇게 내회전된 어깨는 결과적으로 팔을 허리 뒤로 넘기는 동작과 같이 어깨의 구조가 내회전의 방향으로 바뀌게 되는 것이다. 즉, 팔을 몸 앞으로 두고 내회전시키는 동작은 허리 뒤로 넘긴 동작을 하는 것보다 좀 덜 내회전된 동작일 뿐 내회전이 안 된 동작은 아니라는 것이다.

또한 팔이 몸 앞으로 오는 과정에서 어깨의 전체적인 위치가 몸 앞쪽으로 이동하면서 소흉근이라는 근육이 긴장을 받게 된다. 이러한 긴장은 결과적으로 어깨를 굽어지게 만들고 굽어진 어깨는 등이 구부러지기 좋은 위치가 되며, 등이 구부러지는 과정에서 경추부의 위치도 변화되는 과정이 일어나게 된다.

라운드 숄더의 구조적인 교정은 어깨 자체를 바로 잡는 것이 아닌, 견관절의 외회전 동작을 이용하여 어깨를 바로 잡는 방향으로 진행되어야 한다. 굽은 등은 경추부의 과신전 동작을 유발할 수 있으며, 목의 위치를 변화시켜 불편함 또는 정상적인 경추부 곡선의 영향을 미칠 수 있다. 다시 한 번 말하지만 라운드 숄더의 원인은 견관절의 내회전이라는 안쪽 돌림 작용이다. 따라서 팔을 이용하여 교정을 실시해야 견관절의 전체적인 균형을 유지하여 좋은 결과를 볼 수 있다.

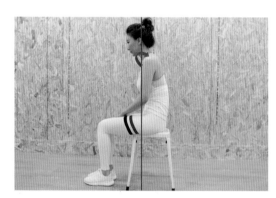

▲ 의자에 앉은 자세에서의 어깨와 목의 구조적 문제

33 / 어깨를 돌릴 때 소리가 난다면?

많은 사람들이 어깨를 돌리는 과정에서 소리가 난다고 한다. 그렇다면 어깨에서 소리가 나는 원인은 무엇일까?

앞서 라운드 숄더의 원인을 내회전에 대한 문제로 설명했다. 이를 기준으로 다시 한 번 생각해보자. 통상적으로 어깨 돌리기를 실시하는 과정을 분석해보면 어깨가 돌아가는 과정에서 내회전되는 것을 볼 수 있다. 사진 ❶~❹는 이미 내회전된 어깨를 회전시키는 과정에서 내회전이 더욱 더 강조되고 있다. 이때 어깨에 가해지는 물리적 스트레스에는 근육과 건의 마찰, 뼈와의 충돌도 있을 수 있다. 내회전된 어깨를 풀어줌으로써 정상적인 어깨의 위치를 확보하게 되면 어깨를 돌리는 과정에서 물리적 스트레스가 감소되어 소리가 줄어드는 효과를 볼 수 있다.

그렇다면 우리가 하는 어깨 돌리기의 방법이 잘못됐다는 것을 어느 정도 이해해볼 수 있다. 그럼 어떻게 해야 할까?

간단하다. 팔을 충분하게 외회전시키며 돌리는 것이다. 이 동작에서 팔과 견갑골의 서로 다른 방향이 같은 방향으로 정렬되고, 어깨에 문제가 있는 사람뿐 아니라 PT를 진행하기 전 어깨를 사용해야 하는 모든 운동에 앞서 50~100회 정도를 실시하면 그 자리에서 어깨의 소리가 줄어드는 것을 체험하게 된다.

만약 이 글을 읽는 독자의 어깨를 돌리는 과정에서 소리가 난다면 지금 바로 실시해보자. 그리고 경험해보자! 본 내용은 유튜브에 '어깨 돌릴 때 소리'라는 키워드로 검색해보면 아주 쉽게 찾아볼 수 있다. 17만 이상의 조회수와 더불어 600개 이상의 댓글도 확인할 수 있을 것이다. 여기서 말하고자 하는 것은 운동은 방법을 이해하는 것보다 구조를 이해하여 응용이 가능해지면 다양한 운동의 동작들을 보다 효과적으로 수행할 수 있는 지도력이 형성된다는 의미이다.

방법은 다음과 같다. 팔을 충분하게 외회전시키고, 팔을 양 옆으로 뻗는 느낌으로 원을 그리며 천천히 돌려준다. 여기서 중요한 것은 돌리는 모든 과정에서 팔이 바깥쪽으로 회전하는 외회전 상태를 유지하고 강조하여 연속적으로 회전해야 한다는 점이다.

물론 오랜 시간 동안 이러한 증상으로 인해서 불편을 겪어 왔다면 즉각적으로 완치되지는 않을 것이다. 하지만 약 일주일 정도만 진행하면 처음에 비해 60~90%까지 증상이 감소되는 것을 경험할 수 있을 것이다.

얼마나 자주해야 할까? 아침에 샤워하기 전 또는 샤워 중에 물을 틀어놓고 최소 50~100개를 실시한다. 그리고 점심 때 식사하고 업무에 들어가기 전에 한 번 더, 마지막으로 집에 와서 샤워할 때 한 번 더, 이렇게 하루 3번 300회 정도를 실시하면, 어깨의 소리 및 불편한 증상이 완화되는 것을 체험할 수 있을 것이다.

어깨를 돌릴 때의 통상적인 동작

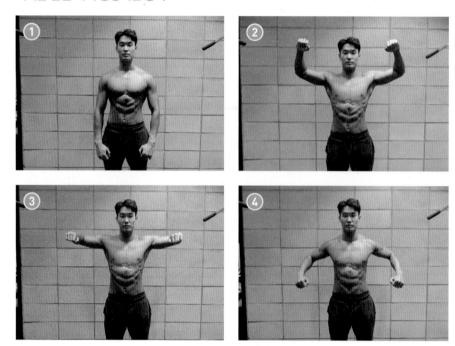

어깨 돌리기의 바른 동작

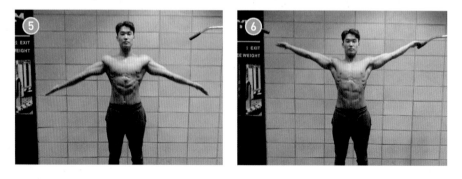

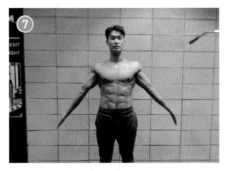 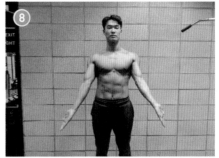

34 / 어깨 충돌 증후군

어깨 충돌 증후군에 대한 이야기는 많이 들어봤을 것이다. 이는 팔이 올라갈 때 상완골두가 견갑골의 견봉이라는 부위와 충돌을 일으켜 팔을 정상적으로 들어올릴 수 없는 상태를 의미한다.

어깨 충돌 증후군 진단을 받은 고객이 물리 치료와 병원 치료를 병행하여 실시해도 좋은 효과를 보지 못하는 경우가 있다. 왜 그럴까?

앞서 설명한 대로 회전근개의 기준이 바뀌었기 때문이다. 어깨 충돌의 구조적인 원인은 내회전된 상완골에 대해 견갑골의 방향이 변화되는 과정에서 상완골두가 견봉이라는 어깨 봉우리 뼈의 아랫부분과 충돌되는 증상 때문이다.

그렇다면 이러한 원인을 완화시킬 수 있는 방법은 무엇일까? 바로 앞서 설명한 어깨 돌리기가 좋은 방법이 될 수 있다. 만약 자신의 어깨가 충돌 증후군이라는 진단을 받았다면 어깨 돌리기를 자신이 실시할 수 있는 범위에서 시작해보자. 한 달 정도만 진행한다면 팔을 머리 위로 올라가는 과정이 점점 수월해지는 것을 경험하게 될 것이다. 어깨의 내회전은 대부분의 어깨 골격계 질환의 시작이 될 수 있다. 그래서 어깨의 움직임에서 가장 중요한 것이 회전근개이며, 회전근개의 구조적인 문제를 확인하고 이를 정상화시키는 과정에서 어깨는 정상적인 구조와 움직임을 되찾을 수 있다.

아무것도 아닌 이 동작이 우리의 어깨를 좋아지게 하는 이유는 바로 회전근개가 균형을 이룰 수 있도록 만들어주는 동작이기 때문이다. 회전근개는 어깨를 사용할 때 가장 1차적인 움직임을 허용하는 근육이며, 이 견갑골과 상완골이라는 뼈의 안정성을 유지하는 핵심적인 근육이다. 즉, 팔이 움직이는 과정에서 상완골과 견갑골의 안정된 움직임을 일으키도록 하는데, 이미 우리의 활동 반경이 내회전의 방향을 주로 사용하기 때문에 한쪽 방향으로 회전된 어깨 구조가 문제를 일으키는 것이다.

다시 한 번 강조하여 얘기하지만, 어깨를 관리하는 과정에서 가장 주목해야 하는 것은 회전근개이며, 회전근개의 방향을 이해하고 그에 따른 관리가 적용되어야 어깨의 본질적인 문제에서 벗어날 수 있다. 통증이 없어지는 것이 관건이 아니라 다시 정상적으로 사용할 수 있도록 하는 것이 중요하다. 쉬면 통증이 사라지고, 움직이면 통증이 발생되는 증상이 있다고 해서 평생 쉬고만 있을 수는 없기 때문이다.

35 인클라인 벤치 프레스와 어깨 안정성

나는 가슴 운동과 어깨 운동을 하기 전, 반드시 인클라인 벤치 프레스를 우선적으로 적용하는데 그 이유는 플랫 벤치 프레스보다 상대적으로 많은 외회전 동작을 수반하기 때문이다. 더불어 인클라인 벤치 프레스 운동은 소흉근과 대흉근의 쇄골부를 충분하게 이완할 수 있는 장점을 가지고 있다.

내회전의 힘을 외회전의 안정성으로 유지하여 벤치 프레스와 비하인드 프레스에서 어깨의 안정성을 향상시킨다. 아울러 큰 틀에서 벤치 프레스가 비하인드 프레스 운동에 비해 내회전의 동작을 더 사용하고 비하인드 프레스가 외회전의 동작을 주도적으로 사용한다면 중간 정도에 각도에서 도우미와 같은 동작이 적용되어 내회전에서 외회전으로 가기에 좀 더 용이한 운동이 필요한데, 이에 합당한 운동이 바로 인클라인 바벨 프레스이다. 우리 생활의 대부분에서 내회전성 방향을 사용하기 때문에 직접적인 외회전 동작에 대해 트러블이 생길 수 있다는 점 또한 인클라인 바벨 프레스를 사전에 실시하는 이유가 된다.

또한 라운드 숄더의 고객들에게 인클라인 바벨 프레스를 사전에 실시하고 난 후 등 운동을 진행하면, 상대적으로 어깨의 전면부(흔히 어깨가 말려 있다고 하는 위치, 어깨와 가슴의 경계선)가 이완되는 과정에서 소흉근도 함께 이완되어 흉추의 전만을 효과적으로 유도하는 방법이 될 수 있다.

더불어 인클라인 벤치 프레스를 할 때 가장 중요한 사항은 흉부의 전만 각도이다. ❶번과 ❸번 사진을 비교해 보면, 흉추부의 부족한 전만이 요추부의 전만을 감소시키고, ❷번과 ❹번 사진에서의 차이처럼 어깨의 위치를 상대적으로 내회전시키는 동작으로 운동이 진행된다. 이러한 과정에서 어깨에 가해지는 물리적 스트레스는 어깨의 불편함 또는 손상으로 이어질 수 있다. 또한 팔꿈치를 완전히 펴는 동작을 통해 대흉근 쇄골부에 강력한 수축을 전달하는 과정이 중요한데, 대부분의 고객들은 팔을 머리 위로 뻗는 동작을 생활 중에 수행하는 활동이 거의 없다. 그래서 처음부터 어깨 운동이 진행되는 과정에서 머리위로 팔을 뻗는 동작보다 대흉근의 쇄골부를 활성화시켜 팔을 머리 위로 뻗는 동작에 대해 협력하는 근육인 대흉근 쇄골부를 활성화시키고 발달시킨다면, 정상적인 180도 굴곡 동작이 효과적으로 수행될 수 있다. 대흉근 쇄골부의 기능 중 하나가 팔을 머리 위로 뻗을 때 협력하는 것이기 때문이다.

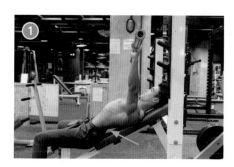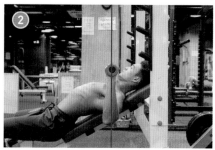

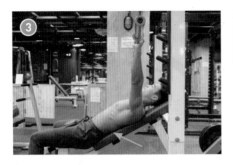
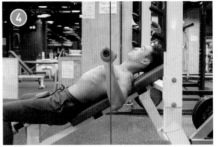

어깨 운동이면 어깨를, 등 운동이면 등을, 가슴 운동이면 가슴만을 생각하는 경우가 많다. 그러나 인체의 구조는 하나의 근육을 사용하기 위해 협력하는 주변 근육들을 효과적으로 관리해야만 목표로 하는 근육을 효율적으로 발달시킬 수 있게 되어 있다. 이는 단순히 근육의 발달만을 말하는 것이 아니라, 손상과 부상을 최소화하고 불필요한 스트레스를 줄임으로써 지속적인 운동이 가능하도록 하는 것이 더 중요하다는 의미이다.

우리가 하는 운동도 일종의 스트레스다. 다만 좋은 스트레스다. 그러나 아무리 좋은 스트레스라도 지속적으로 자극하게 되면 나쁜 스트레스로 바뀌게 된다. 즉, 우리는 스트레스를 매일 관리해야 하며 근육의 스트레스를 관리하는 가장 좋은 방법은 운동으로부터 전달되는 스트레스로 인해 긴장받는 근육의 힘을 인체가 요구하는 정상범위로 유지하는 방법이 될 수 있다. 이는 운동 전후로 실시하는 동작과 스트레칭을 통해 근육이 충분한 움직임의 범위를 가질 수 있도록 하는 것이며, 운동 후에도 쉽게 회복할 수 있도록 지속적인 관리를 하는 것을 의미한다.

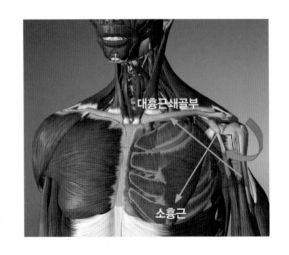

왼쪽 사진에서 소흉근과 대흉근 쇄골부를 화살표로 표시했다. 이 두개의 근육은 각각 서로 다른 위치에서 관절을 연결하는데 대흉근 쇄골부는 상완골이라는 뼈에, 소흉근은 견갑골(오구돌기)이라는 뼈에 연결된다.

만약 어깨가 회전된 화살표와 같이 안으로 돌려진다고 생각해보면, 소흉근과 대흉근 쇄골부가 서로 가까워지는 과정에서 어깨뼈는 가슴 갈빗대 쪽으로 가까워지게 된다. 이해가 어렵다면 여러분이 책을 보고 있는 자세에서 한쪽 팔만 내려 팔을 안쪽으로 충분히 돌려보면 어깨가 몸 앞쪽으로 방향을 틀어지는 것을 확인할 수 있을 것이다. 이때 가슴과 어깨의 경계선의 옷깃을 보게 되면 주름이 지는 것을 확인할 수 있다. 또한 이 위치에서 팔을 머리 위로 들어올려 보면 팔이 충분히 올라가지 못하는 것을 직접 확인할 수 있다. 즉, 내회전된 어깨의 방향은 어깨가 본질적으로 사용할 수 있는 움직임의 범위를 제한한다. 그래서 외회전이 중요한 것이다. 그렇다면 이번에는 앞서 진행한 것과 같이 안쪽으로 충분하게 돌린 상태에서 팔을 반대로(바깥쪽으로) 회전시켜보자. 그러면 어깨가 앞쪽에서 뒤쪽으로 회전되어 앞으로 나간 어깨의 방향에서 뒤로 들어오는 것을 볼 수 있다.

운동을 한다면 어깨와 가슴이 수평적으로 정렬된 위치에서 운동을 하는 것이 좋겠는가, 아니면 어깨가 가슴 앞 쪽으로 나와 있는 상태에서 운동을 하는 것이 좋겠는가? 어깨가 앞으로 나와 있다면 가슴 운동을 진행하는 과정에서 무게를 버티는 동작을 할 때 당연히 가슴 근육보다 어깨가 먼저 자극받게 되고, 이는 회전근개에 물리적 스트레스를 전달함은 물론이며, 가슴운동을 실시하는 과정에서 가슴근육보다 어깨근육에 더 높은 자극이 전달 된다는 의미가 된다.

그래서 어깨의 외회전이 중요한데, 우리가 일상생활에서 하는 대부분의 동작이 내회전된 방향이라 어깨가 가슴과 정렬해서 나란히 위치되지 못하고 상대적으로 앞쪽에 위치되어 이것이 운동을 진행하는 과정에서 어깨가 불편해지고 아픈 현상으로 이어지기 때문이다.

회전근개는 어깨의 중심이자 핵심이다. 회전근개의 방향을 이해하는 것은 견관절의 움직임을 이해하고 상체의 모든 운동에서 부상과 손상을 예방하는 방법이 무엇인지를 이해하는 핵심이 될 수 있다.

36 덤벨 익스터널 레터럴 레이즈 (Dumbbell External Lateral Raise)

본 동작은 어깨 운동의 워밍업 운동이다. 마치 영어의 'W'모양과 같은 동작을 유지하는데, 이 동작을 유심히 보면 견관절의 외회전과 약간의 신전을 이용하여 극하근과 후면삼각근의 활성화를 도모하고 팔을 머리 위로 뻗는 비하인드 프레스와 같은 동작에서 효과적인 외회전 동작을 수행하도록 도와준다. 근본적으로 회전근개의 안정성을 높이고자 하는 어깨의 사전 운동이라 할 수 있다. 이렇게 외회전을 이용하게 되면 내회전으로 인한 견갑골의 거상에 대해 하강을 유도할 수 있고, 상대적으로 우세한 견갑하근에 대항할 수 있는 극하근과 소원근의 발달을 통해 회전근개의 중심이 무너지지 않도록 하는 효과도 얻을 수 있다.

회전근개는 어깨의 핵심이어서 어느 하나만 손상이 되어도 어깨 전체에 구조적인 기능 문제가 발생된다. 가슴, 등과 같이 단위가 높은 운동은 내회전의 강력한 기능을 기반으로 수행되는데 가슴과 등 운동을 지속적으로 하면 외회전 기능이 자연스럽게 내회전의 기능으로 편향된다. 이때 본 운동을 통해서 외회전의 기능을 보완하여 회전근개의 균형을 유지하는 방법이 적용되어야 한다.

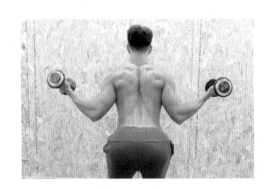

37 비하인드 프레스 운동

비하인드 프레스(Behind Press)

어깨 운동의 가장 대표적인 동작이라고 할 수 있는 비하인드 프레스(Behind Press)는 전/측면삼각근을 발달시키기에 효과적인 운동이다. 간혹 머리를 기준으로 바벨을 머리 앞쪽으로 내리면 어깨 앞쪽이, 머리 뒤쪽으로 내리면 어깨의 후면이 발달되는 것이라고 이해하는 분들이 있는데, 어느 방향으로 하든지 모두가 전/측면 삼각근 운동이다.

문제는 어깨 운동을 하는 과정에서 들고 내리는 바벨의 위치에 따라 근육이 자극받는 위치가 바뀐다는 것이다. 통상적으로 알고 있는 이 동작의 기본 방법은 바벨을 머리 위에서 들고, 머리 뒤로 내리는 동작이다. 물론 어깨에 전달하는 자극에는 큰 문제가 없을지도 모른다. 그러나 머리 뒤로 바벨을 내리는 동작을 지속적으로 진행할 경우 목에 엄청난 스트레스가 전달된다. 왜 그런지 살펴보자.

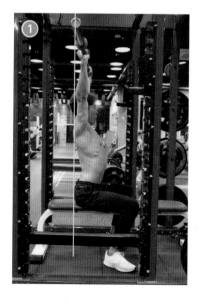
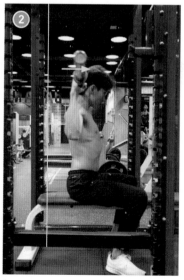

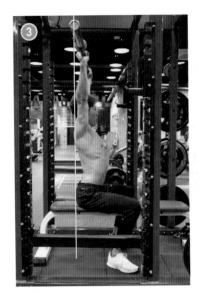
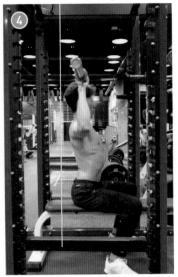

　사진 ❷의 동작을 보면 바벨이 목 뒤로 내려와 있다. 이런 경우 머리가 몸의 앞쪽으로 이동하는 과정에서 불필요한 스트레스가 목 앞쪽에(정확히는 흉쇄유돌근) 전달된다. 또한 운동하는 과정에서 거울을 봐야 하는데 머리 뒤로 내리는 바벨의 동작이 머리를 앞으로 숙이는 굴곡 동작을 유도하여 정면을 볼 수 없게 된다. 만약 정면을 본다고 하더라도 목에 전달되는 스트레스는 피할 수 없다. 더불어 바벨이 머리 뒤로 내려오는 과정에서 어깨는 수직 하강이 아닌 내회전성 하강 작용을 하게 된다. 즉, 전면삼각근의 과도한 이완을 유발하고 비대칭성 발달(전면삼각근의 과도한 발달)을 이루게 한다. 그래서 간혹 선수들에게서 측면삼각근보다 전면삼각근의 과도한 발달이 나타나게 되는데 이는 머리 뒤로 내려가는 과정의 지나친 이완작용에 따른 발달로 해석할 수 있다.

　물론 가벼운 무게로 시행했을 경우에는 큰 문제가 되지 않을 수 있다. 그러나 무게가 점점 높아짐에 따라 목이 감당해야 하는 스트레스가 높아지며, 라운드 숄더와 같은 내회전성 어깨를 가진 고객들이 비하인드 프레스를 실시하고 나서 승모근에 과도한 긴장이 유발되어 목이 아프다고 표현하게 되는 경우가 여기에 속한다.

사진 ❹의 동작을 보면 머리 바로 위에서 멈추는 것을 알 수 있다. 이 동작이 중요한 것은 들고 있는 무게의 중심선이 들고 있는 무게 방향인 수직적 위치에 놓이기 때문이다. 이때 상완삼두근과 어깨의 방향이 바벨에 위치와 일치되어 높은 무게일 경우 어깨에 집중적인 자극을 전달한다. 또한 흉추부의 중심 위에 목이 안정적으로 위치하고 있기 때문에 목에 전달되는 경부의 이동성 스트레스 역시 낮아진다.

즉, 머리 위에서 멈추는 동작은 수직 하강하는 바벨의 힘에 대해 어깨와 삼두근이 그 힘을 수직적으로 받아주는 과정에서 어깨가 내회전이 아닌 중립을 지키는 상태가 되고, 팔을 뻗는 동작에서 요구되는 외회전을 효과적으로 수행하게 된다. 그러나 머리 뒤로 내려갈 경우 어깨가 내회전되고, 팔을 뻗는 과정에서 다시 외회전으로 가는, 회전의 정반대 방향으로 힘을 사용해야 한다. 그래서 머리 위에서 출발하는 동작이 머리 뒤에서 실시하는 동작보다 안정적인 힘의 사용이 가능해지는 것이다. 이는 무게가 점차 높아지는 과정에서 더욱 효과가 발휘된다. 상식적으로 생각해봐도 내회전에서 외회전으로 가는 방법보다 중립에서 외회전으로 가는 방법이 어깨의 물리적인 회전작용을 줄이는 가운데 더 높은 힘을 낼 수 있는 구조가 된다.

바벨을 머리 위로 들어올릴 경우 수직으로 내려오는 힘은 전거근이 바닥 면적에서 작용하는 지지대의 역할로 견갑골의 하강 작용에 대한 안정성을 유지시켜준다. 이는 전거근에 손을 대고 바벨을 머리 위로 뻗으면 전거근에 전달되는 힘을 느낄 수 있다. 그러나 머리 뒤로 내릴 경우 머리 뒤쪽으로 내려가는 과정에서 상완골은 내회전을 하게 되고, 상관골과 견갑골에 이질적인 각도가 형성되어(내회전으로 인한 스트레스) 회전근개는 불필요한 스트레스를 받게 된다.

이 과정에서 사진 ❷와 같이 목은 앞 쪽으로 밀고 나가게 되는 전돌(Protraction) 현상으로 흉추의 중심에서 목이 앞으로 밀려나가는 증상이 발생되고, 흉쇄유돌근은 반복되는 동작마다 지속적인 긴장을 받게 되어 목이 받는 스트레스가 누적되는 과정에서 목에 피로감을 느끼게 되는 것이다.

또, 흉추부의 전만을 유지하는 가운데 프레스 동작을 실시해야 하는데 흉추부의 움직임이 상대적으로 뻣뻣한 고객의 경우 흉추부의 부족한 전만성 움직임이 머리 뒤로 내리는 바벨의 동작으로 인해(정확히는 흉추의 후만이 팔을 완전히 굴곡시키지 못하고 내려오는 과정에서 어깨의 내회전이 견갑골을 거상시키는 상태로 인해서 발생됨) 견갑골이 거상되어 상부 승모근에 불필요한 자극이 전달된다. 이는 앞서 설명한 목과 어깨에 불편함을 호소하게 만드는 원인으로 작용된다.

다시 한 번 강조하지만 바벨을 머리 뒤로 내리는 동작은 힘의 정렬 기준이 중심선을 벗어나는 과정에서 목에 과도한 스트레스와 긴장을 유발한다. 무게가 증가되는 과정에서 삼각근 이외의 다른 근육이 참여되어 목의 위치가 중심선을 벗어나 어깨와 목에 물리적인 스트레스를 유발시키는 원인이 되는 것이다.

이처럼 운동에서는 우리가 사용하는 무게의 힘선이 어느 방향을 유지하여 운동을 하는지가 중요하다. 이러한 작은 차이를 이해하고 적용해야 고객들이 스스로 운동을 하는 가운데 추가적으로 불필요한 스트레스에 노출되지 않고, 스스로가 관리하는 과정을 지속적으로 적용해나갈 수 있다.

물론 한두 번의 과정으로 이러한 불편함이 생기지는 않는다. 그러나 고객들은 처음 시작했을 때와 같이 무게가 없는 바벨만 이용하지 않는다. 지속적으로 운동이 진행되는 과정에서 무게가 증가되고, 처음에는 낮았던 스트레스도 증가되는 무게에 따라서 점차 증가되어 결과적으로 어느 순간부터는 불편함을 호소할 수 있음을 기억해야 한다.

운동이 시작은 쉬울 수 있으나, 유지가 어렵다는 것이 바로 이 때문이다. 처음에는 괜찮다가 무게가 올라가는 과정에서 목과 어깨에 대한 불편함이 호소된다면, 과연 고객들이 운동을 유지할 수 있겠는가?

퍼스널 트레이너는 고객이 스스로 운동할 수 있는 환경을 교육함으로써, PT를 받는 기간 동안 배운 운동을 통해 목표를 이루어가는 과정을 스스로 할 수 있도록 해야한다. 그 내용과 방법이 PT프로그램 안에 녹아 있어야 한다. 운동의 과정을 고객 스스로 이해하고 할 수 있도록 충분한 설명과 이해를 바탕으로 지도해야 할 것이다.

Section 02 | 비하인드 프레스의 집중 이해

앞서 설명한 대로 전거근은 팔을 머리 위로 뻗어 올릴 때 견갑골이 지지할 수 있는 바닥면 근육이다. 비슷한 예로, 다리 운동에서 스쿼트를 진행할 때 천골의 상면이 요추 5번의 바닥면 근육이 되는 경우가 있다.

이 근육의 부족한 지지력은 견갑골이 상완부로 따라가는 현상을 경험하게 한다. 그래서 팔을 밀어올리는 과정에서 일부 고객들에 견갑골은 서로 다르게 회전하는 것을 확인할 수 있는 것이다.

바닥이 불균형한 상태에서 무거운 것을 들어올리는 것과 바닥이 안정된 상태에서 들어올리는 방법이 어찌 같을 수 있겠는가? 어깨 운동에서 발생되는 여러 가지 체형 불균형 현상은 해당 운동 동작에서 근육이 무게를 지지하는 바닥면이 어딘지를 정확하게 파악하지 못하는 데에서 시작된다.

전거근은 비하인드 프레스를 실시할 때 머리 위로 팔을 뻗고 내리는 동작에서 견관절이 흉추부에 안정적으로 위치하도록 하여 안정적인 회전 작용을 하도록 돕는다.

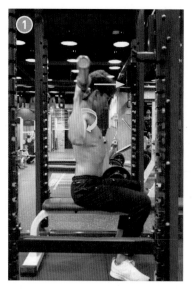

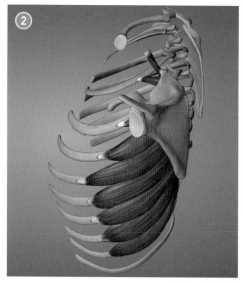

▲ 머리 뒤로 내리는 과정에서 상완골의 내회전과 목이 앞으로 밀려나가는 동작으로 인해서 어깨와 경부의 불균형이 생긴다.

▲ 비하인드 더 넥 프레스의 핵심 '전거근'

그러나 팔꿈치를 다 펴지 않게 되면, 전거근보다 상완삼두근와 어깨에서 더 많은 힘이 편중된다. 중심을 유지하기 위해 팔로 어깨의 무게를 지지해야 하는 상황이 된다. 물론 전거근의 지지력을 이용하여 팔꿈치를 구부리는 테크닉을 구현할 수 있는 사람에게는 해당되지 않지만, 고객들은 대부분 이러한 테크닉을 구사할 줄 모른다는 데 문제가 있다.

간혹 팔꿈치를 펴라고 하면 젖히라는 뜻으로 오해하는 분들이 있는데, 팔꿈치를 펴는 동작과 젖히는 동작은 다른 것이다. 팔꿈치를 펴는 동작은 힘을 전거근으로 전달하지만 팔꿈치를 젖히는 동작은 힘을 팔꿈치로 전달하여 관절에 스트레스를 전달한다. 아마도 고객들은 팔꿈치를 편다는 것을 젖히는 것으로 오해하여 다 펴면 팔꿈치가 다칠까 봐 팔꿈치를 구부리는 동작을 한다.

하지만 팔꿈치를 정확하게 펴는 동작으로 진행할 경우 어깨 근육의 강력한 수축성 자극과 더불어 전거근이 바닥면에서 지지대 역할을 충분히 수행하게 되고, 전거근을 지지하고 있는 견갑골은 안정적인 균형을 통해 증가되는 무게를 삼각근으로 전달하는 능력이 향상된다. 또한 팔을 구부려 내려가는 동작에서 전/측면삼각근에 이완이 일어나는데, 밀어 올리는 과정에서 팔꿈치를 특정 각도만큼 구부린 상태가 유지된다면 삼각근은 완전 수축을 할 수 없는 상황에 놓이게 된다.

따라서 팔꿈치를 다 펴는 동작이 삼각근에 완전한 수축을 일으키고 내려가는 과정에서 이완을 일으켜 근육의 수축과 이완에 적합한 동작을 통해 높은 자극을 전달하고, 전달받은 자극은 펌핑으로 이어지게 되며, 펌핑에 대한 압력이 근육을 비대화시키는 근비대(Hypertrophy)를 통해 근육의 양적, 질적 성장이 될 수 있다. 인간의 근육은 사용하는 각도에 따라 바닥면의 위치가 바뀌게 된다. 이러한 바닥면의 지지력을 모른 채 운동을 진행한다면 결과적으로 불균형적 발달이 일어나게 될 것이다. 비하인드 프레스의 핵심은 어깨를 발달시키고자 하는 과정에서 불필요한 어깨의 회전(내회전)을 제한하고, 들고 있는 바벨에 무게에 대해 인체가 중심선을 잘 유지하는 가운데 운동이 진행될 수 있도록 하여 회전근개와 목에 대한 스트레스를 줄인 상태에서 삼각근을 효과적으로 발달시키는 데 있다. 머리 위로 팔을 뻗는 동작을 할 때 다 뻗지 않고 특정 각도를 구부려 실시하면 견갑골의 회전이 서로 다르게 작용하여 불균형을 유발할 수 있다. 그러나 팔을 다 펴게 되면 양 쪽 견갑골의 회전을 동일하게 유지하는 가운데 삼각근에 자극을 균형적으로 전달할 수 있다.

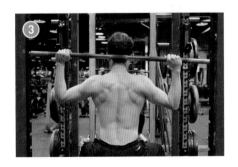

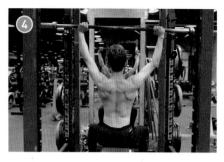
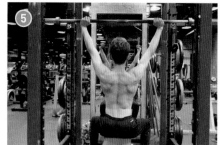

38 레터럴 레이즈 운동

사이드 레터럴 레이즈(Side Lateral Raise)

모든 운동은 어떠한 방법으로든 근육에 자극을 전달한다. 이때 자세를 잘못 잡으면 근육이 손상을 받는다. 자극을 받는 근육이 무게를 효과적으로 받아줄 수 있는지 없는지에 손상 유무가 달려 있다. 운동의 자세를 이해하고 방향을 설정할 때 무게의 기준도 중요하다. 낮은 무게로 시작을 해야 하는지, 아니면 좀 더 높은 무게로 해도 되는지에 대한 기준이 다른 이유는 근육마다 힘을 사용하는 기준이 다르기 때문이다.

사이드 레터럴 레이즈라는 운동은 말이 많은 운동이기도 하다. 그도 그럴 것이, 가르치는 트레이너들마다 동작이 조금씩 다르기 때문이다.

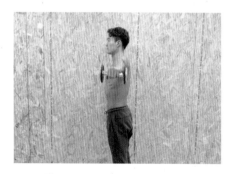
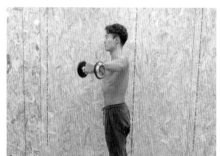

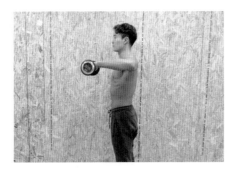
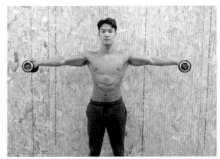
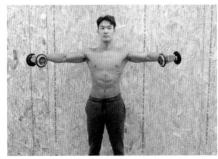
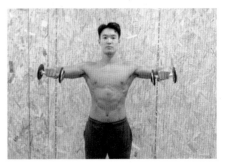

　사이드 레터럴 레이즈는 팔을 양 옆으로 쭉 펴고 하는 것과 팔꿈치를 상대적으로 구부리는 것, 두 가지가 있다. 결론부터 말하자면, 팔을 양 옆으로 쭉 펴고 실시할 때는 극상근에 자극을 더 높이 전달하고, 팔꿈치를 구부리고 실시하면 삼각근에 더 높은 자극을 전달하는 데 집중할 수 있다. 팔을 펴고 실시하는 레터럴 레이즈의 동작은 순수한 외전 동작으로 극상근의 힘을 주도적으로 사용하게 된다. 그래서 팔꿈치를 완전히 펴고 팔을 외전하는 동작은 많은 무게를 들 수 없게 된다. 극상근은 삼각근과 달리 지구력이 강한 근육이며, 삼각근에 비해 근육의 단위 면적이 크지 않다. 따라서 큰 힘을 발현하는 동작은 불가능하다. 간혹 고객들 중 팔꿈치를 완전히 펴고 레터럴 레이즈를 실시했을 때, 무게를 높이는 과정에서 어깨가 뜨끔하는 증상을 경험하는 경우가 있다. 이는 자신의 극상근이 가용할 수 있는 힘보다 덤벨의 무게가 더 높아 극상근에서 힘을 버티지 못하여 발생되는 현상이다.

극상근은 회전근개의 네 가지 근육 중 하나로, 상완골이 견갑골에 대해서 움직임을 일으킬 때 외전이라는 동작의 안정적인 움직임을 일차적으로 만들어준다. 흔히 어깨를 돌릴 때 사용되는 근육으로 이해하지만, 사실은 팔을 돌리는 과정에서 상완골과 견갑골이 안정적인 리듬을 유지하는 데 사용되는 근육이라고 이해해야 한다. 더불어 지구력이 강한 근육이기 때문에 순간적으로 큰 힘을 내는 것보다는 장시간 사용에 효율성이 높은 근육이다. 그러니 앞서 설명한 대로 많은 무게를 들어올리기에는 부적합한 근육이라 할 수 있다.

반대로 팔꿈치를 구부려서 실시하는 레터럴 레이즈를 진행하게 되면 삼각근의 참여를 높일 수 있다. 이유는 팔꿈치를 구부리는 각도로 무게를 들어올리는 과정은 팔을 펴고 실시하는 외전 동작보다 삼각근의 참여를 높이기 때문이다.

그래서 팔꿈치를 완전히 펴고 사이드 레터럴 레이즈를 진행하는 동작보다 팔꿈치를 구부려서 실시하는 동작이 더 많은 무게를 들어올릴 수 있게 된다. 이러한 원리는 엘리트 선수들이 사이드 레터럴 레이즈를 실시하는 동작에서도 찾아볼 수 있는데, 무게가 높아짐에 따라서 덤벨이 몸과 가까워지는 것을 확인할 수 있다. 원리는 다음과 같다. 팔을 완전히 펴는 동작에 가까울수록 삼각근보다 극상근의 동원 비율을 높인다. 또한 팔꿈치를 구부려 실시하는 동작에서는 극상근에 전달되는 자극이 일차적이나 삼각근의 사용비율을 높이는 위치로 인해 극상근보다 삼각근에 비중이 높은 자극이 가해진다.

물론 두 가지 방법 모두 회전근개를 사용한다. 그러므로 회전근개의 높은 참여로 삼각근을 참여시킬 것인지, 아니면 회전근개의 안정적인 자극을 기반으로 삼각근을 더 높은 단위로 사용할 것인지에 따라서 자신의 목적에 맞게 운동 동작을 선택하여 실시할 수 있다. 나의 경우 사이드 레터럴 레이즈를 진행할 때 통상적으로 팔을 다 펴고 외전하는 동작을 모든 고객에게 가장 먼저 가르치는데, 이유는 대부분의 고객은 극상근이 약하기 때문이다. 그래서 1kg 정도 무게로 30~50개 정도의 반복하여 충분히 운동시키고 일정시간이 지난 후(약 2개월 정도) 팔꿈치를 구부려 10~20kg까지 다양하게 진행하여 삼각근에 더 높은 자극을 전달해 발달을 이루도록 하고 있다.

운동에 정답은 없다. 그러나 방향은 있다. 방향이란 곧 자극의 범위를 뜻하며, 여기서 힘을 사용하는 데 효과적인 근육인지 아니면 체형 안정을 위한 지구력이 강한 근육인지를 이해하여 무게를 선택하고 그에 따른 자세를 통해 목표 근육을 자극해야 한다. 물론 어떤 사람은 다른 사람들에 비해 극상근이 더 튼튼한 경우도 있다. 그러나 자신이 튼튼하다고 하여 모든 사람이 자신과 같을 것이라는 생각은 하지 말아야 한다. 그리고 퍼스널 트레이너라면 더더욱 그래서는 안 될 것이다.

퍼스널 트레이너 프로그램은 단순히 자신의 노하우를 전수하는 프로그램이 되어서는 안 된다. 노하우를 알려주는 것 자체가 잘못됐다는 뜻이 아니라, 노하우만 가르치는 프로그램이 되어서는 안 된다는 의미다. 나의 체형과 고객의 체형이 다르고, 나의 체력과 고객의 체력이 다르며, 나의 생활과 고객의 생활이 다르기 때문에 같은 운동이라도 다르게 적용될 수 있으며, 목표 자세에 익숙해지기까지 충분한 시간이 걸릴 수 있다는 것을 인지해야 한다. 그래서 '이것이 정답이다'라는 것보다는 고객이 운동을 하는 과정에서 원리적인 부분을 이해하여 자신의 목적에 따른 운동이 적용될 수 있도록 해야 할 것이다.

Section 02   라운드 숄더를 위한 사이드 레터럴 레이즈

이 동작은 라운드 숄더가 있는 분들에게 추천할 수 있는 운동 프로그램이다. 앞서 설명한대로 라운드 숄더의 원인은 견관절의 내회전으로 인해 발생하는 체형 불균형이다. 또한 이를 위한 해결 방법으로 외회전을 중심으로 운동성을 이끌어가야 한다고 설명하였다. 그렇다면 사이드 레터럴 레이즈를 실시할 때도 이와 같은 원리를 적용하여 상완에 외회전을 이용하는 운동으로 이끌 수 있을 것이다.

물론 라운드 숄더를 교정하기 위한 근막 스트레칭이 충분히 적용되어야 하지만, 스트레칭 후 운동을 할 때 단순히 내회전을 이용한 동작이 아닌 외회전을 이용한 응용 동작으로 진행하여 라운드 숄더 교정 프로그램을 적용할 수 있다. 더불어 사이드 레터럴 레이즈를 실시하기 전에 비하인드 프레스를 실시하여 외회전 방향의 움직임을 사전에 확보하고 난 후 진행하면 어깨의 구조적인 문제를 교정하는 데 도움이 된다.

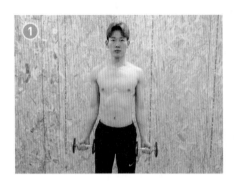
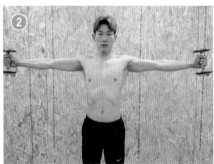

본 동작의 원리는 내회전된 견관절의 방향을 손의 움직임을 통해서 줄이는 동작으로 해석할 수 있다. ❷번 사진과 같이 손등이 뒤쪽을 보지 않고 윗쪽으로 바라보게 된다면 견관절이 외전되는 동작에서 내회전을 더 크게 만들 것이다.

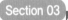 **Section 03** 라운드 숄더를 위한 원 암 사이드 레터럴 레이즈(One Arm Side Lateral Raise)

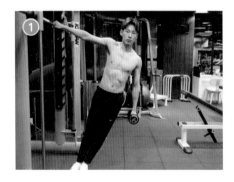
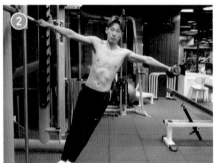

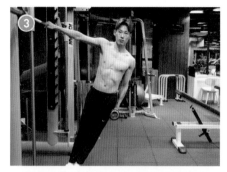

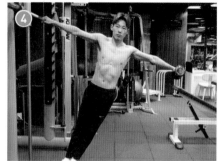

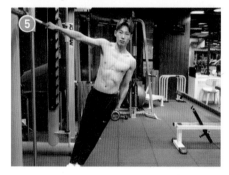

　나는 원 암 사이드 레터럴 레이즈라는 동작을 선호한다. 개인적으로는 거의 대부분의 프로그램에서 사용하는 운동이기도 하다. 사진 ❶과 ❸을 비교해보면, 사진 ❸이 상대적으로 더 내전되어 극상근의 자연 이완을 유도하는 것을 알 수 있다. 극상근의 이완은 단축에 의한 견봉하 공간의 물리적 스트레스를 최소화하여 극상근의 움직임을 보다 자유롭게 만들어준다.

　따라서 양손으로 하는 사이드 레터럴 레이즈 운동보다 한 손으로 하는 경우가 상완골두의 하방 회전을 좀 더 크게 만들어 극상근의 이완을 유도할 수 있다. 자세를 잡는 과정에서도 양손으로 진행하는 레터럴 레이즈보다 유리하다. 상완에 외전을 이용하여 실시하는 레터럴 레이즈의 운동은 라운드 숄더 또는 어깨가 굽은 사람들의 경우 외전되는 동작에서 어깨의 거상이 강조되어 목이 더 아프다고 하는 경우가 빈번하게 발생할 수 있다. 그러나 원 암 사이드 레터럴 레이즈로 진행할 경우 어깨를 충분히 하강시킨(팔을 아래로 내린) 상태에서 운동하기 때문에 양손으로 실시하는 동작보다 극상근의 부담과 더불어 목에 불편함을 줄인 상태에서 진행할 수 있다. 또한 본 동작은 팔꿈치를 구부리는 동작이 아닌 펴는 동작으로 실시한다. 앞서 설명한 대로 팔꿈치를 완전히 펴고 실시하는 외전은 극상근(Supraspinatus)에 높은 운동 자극을 전달한다. 하지만 실제로 운동을 실시하는 과정에서 측면삼각근에도 높은 자극이 전달되는 것을 느낄 수 있으며, 이는 순수 외전에 대한 극상근의 움직임에 측면 삼각근이 협력함으로써 생활에서 사용되는 외전 동작을 효과적으로 사용하는 방법을 학습하게 된다.

어깨 운동에서 극상근은 팔을 외전하는 데 있어 핵심적인 근육으로 작용하며 회전근개를 구성하는 네 개의 근육 중 하나이다. 이 근육이 손상되면 어깨 자체의 움직임에 막대한 영향과 통증이 동반된다. 따라서 운동을 처음 하는 초심자에게 극상근의 발달을 위한 동작은 어깨 운동을 장기적으로 진행함에 있어 매우 중요한 부분이라 생각해 볼 수 있다.

일반적으로 진행하는 사이드 레터럴 레이즈의 경우 팔이 내려오는 과정에서 어깨와 팔이 수직이 되는 지점이 되었을 때 다시 외전을 시켜야 하는데, 이때 어깨가 약한 분들은 극상근의 급작스러운 사용으로 어깨의 부담을 호소하는 경우가 있다. 이는 어깨 근육인 삼각근보다는 앞서 설명한 극상근의 스트레스로 인한 증상이다. 하지만 한 팔로 진행했을 경우 내려오는 팔에 대해서 좀 더 내전된 상태로 극상근의 이완과 견봉하 공간을 확보하게 된다. 또한 몸 안쪽으로 붙여서 팔을 좀 더 내전시킬 경우 처음 설명한 상완골두의 하방회전이 양팔로 진행하는 레터럴 레이즈보다 극상근을 효과적으로 이완시키는 과정에서 약간의 탄력적 반동을 이용하여 극상근의 안정적인 외전 동작을 수행할 수 있도록 도와준다.

종종 양손으로 사이드 레터럴 레이즈를 진행할 경우 어깨에 부담을 줄이기 위해서 상체를 약간 숙이는 경우를 보게 되는데, 운동을 처음 진행하는 초심자인 경우 따라 하기 힘들어하는 경우도 있다. 사이드 레터럴 레이즈를 시작하기에 앞서 원 암 사이드 레터럴 레이즈를 실시하면 상대적으로 쉽게 따라 할 수 있게 되며, 극상근의 발달과 함께 삼각근에 대한 자극도 쉽게 느낄 수 있다.

웨이트 트레이닝은 발달 운동이기 이전에 감각 훈련에 가깝다. 각각의 종목을 진행하는 과정에서 목표 근육에 명확한 자극을 느껴야 이를 기반으로 무게를 점차 증가시켜 보다 향상된 근육의 발달을 도모할 수 있기 때문이다.

Section 04 삼각근의 추가 발달을 돕는 덤벨 프레스(Dumbbell Press)

삼각근에 대한 추가적인 자극과 외회전의 중심 능력을 향상시키기 위해 덤벨 프레스를 사용할 수 있다. 이 동작을 실시할 때 한 가지 주의점은 양팔을 11자로 만들지 않는 것이다. 운동으로 삼각근이 펌핑된 상태로 팔을 머리 위로 올리는 과정에서 팔을 11자로 뻗으면 극상근의 불리한 위치로 인해 어깨에 과도한 스트레스가 전달될 수 있기 때문이다. 물론 유연한 사람들은 팔을 11자로 뻗는 자세가 문제되지 않을 수도 있지만 운동을 지속하면 어깨에 부담이 될 수 있다. 또한 팔을 수평에서 머리 위로 올리면서 외회전이 일어나는데, 이때 전측면삼각근이 상당한 자극을 받는다. 물론 더 높은 자극을 위해서 팔을 머리 위로 뻗는 경우도 있지만 사전에 비하인드 프레스와 사이드 레터럴 레이즈의 실시로 인해서 자극받은 어깨는 팔을 머리 위로 뻗기에 불리한 위치에 놓이게 된다. 설령 수직으로 뻗을 수 있다고 하더라도 삼각근과 극상근의 과도한 수축으로 인해 어깨에 불필요한 스트레스가 전달된다.

더불어 라운드 숄더의 경우 팔을 머리 위로 뻗을 경우 팔이 11자 모양으로 되는 과정에서 승모근의 개입이 일어날 수 있다. '선생님, 저는 어깨보다 목이 더 아파요'라고 하는 상황이 바로 여기에 해당된다. 굳이 머리 위로 팔을 뻗지 않아도 충분한 자극을 전달할 수 있기에 무리하면서까지 할 이유는 없다.

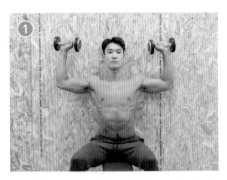

▲ 덤벨을 양손에 잡은 상태에서 가슴을 편다는
느낌으로 유지한다.

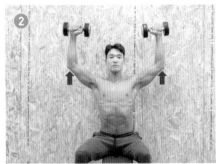

▲ 내쉬는 호흡에 팔꿈치를 약 10cm 정도만 위로
밀어 올린다.

Section 05 비하인드 프레스와 덤벨 프레스의 자세 분석

바벨 프레스를 실시할 때는 팔을 다 뻗으면서 운동하는데 왜 덤벨 프레스를 실시할 때는 팔을 다 펴지 않는 것일까? 비하인드 프레스의 경우 팔을 머리 위로 다 뻗는 과정은 흉추에 전만과 견관절이 상방 회전하여 전거근과 견갑하근이 들고 있는 무게에 대해서 충분한 힘을 지지하도록 한다. 머리 위로 팔을 뻗는 프레스 동작에서 외회전 근육인 극하근과 소원근이 지지하는 힘을 통해 프레스 동작의 완성도를 높이는 것이다. 팔을 완전히 펴고 운동을 하라는 이유가 여기에 있다.

만약 팔을 다 뻗지 않은 상태에서 비하인드 프레스를 실시하게 되면 들고 있는 무게를 지지하는 근육이 전거근에서 상완삼두근으로 바뀌게 된다. 상완삼두근의 장두는 상완골과 견갑골을 연결하고 있기 때문에 반복 횟수가 증가되는 과정에서 견갑골이 거상 작용을 하며 승모근의 불필요한 개입이 일어난다는 것이 문제이다. 간혹 고객들이 비하인드 프레스를 실시하는 과정에서 견갑골의 회전이 서로 다른 경우를 보게 되는데 이러한 경우가 여기에 속한다.

또 하나의 이유는 굽은 등(Sway Back)을 교정하기 위함이다. 비하인드 프레스의 자세를 보면 흉부를 굴곡시키는 자세가 아니라 흉부를 전만화시키는 자세를 이용하여 어깨 운동을 실시한다. 앞서 라운드 숄더의 구조적인 문제의 시작은 견관절의 내회전이라는 얘기를 했다. 이는 등이 굽어지기에 좋은 환경이다. 비하인드 프레스는 외회전을 이용하는 운동이므로 자연스럽게 흉부의 굽은 형태를 바르게 세워주는 역할로 방향이 바뀐다. 견관절의 내회전은 흉부가 후만되기 좋은 환경이며 외회전은 흉부의 전만을 형성하도록 한다. 흉부의 전만은 허리의 전만 자세를 안정적으로 유지해준다. 결론적으로 팔을 머리 위로 다 펴는 동작으로 전거근에 지렛대를 두고 견관절에서 외회전을 이용하여 흉/요추의 전만과 어깨의 안정성을 높이는 운동이라 이해할 수 있다.

비하인드 프레스는 하나의 근육을 발달시키기 위한 동작이 아니라 어깨를 운동시키기 위해서 흉부와 요부의 움직임을 효과적으로 증가시켜주는 운동이다. 만약 운동을 처음 하는 고객이 생활 패턴에 의해 등이 굽고 라운드 숄더와 같이 부정렬을 가지고 있는 상태에서 어깨의 발달적인 측면만 바라보고 운동을 실시한다면 허리와 등에 불편한 느낌을 받을 뿐만 아니라 삼각근의 발달은 고사하고 어깨와 목에 불필요한 스트레스만 더 높게 전달될 수 있다는 것을 이해하고 비하인드 프레스를 적용시켜야 한다.

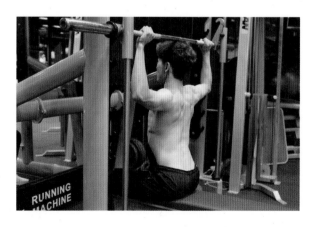

그렇다면 덤벨 프레스는 어떨까? 사실 덤벨 프레스와 바벨 프레스의 차이를 쉽게 표현하면 바벨을 반을 쪼갠 것이 덤벨 프레스라고 할 수 있다. 하나의 바(Bar)를 양손으로 잡는 것보다는 양손으로 두개의 덤벨을 잡는 것이 흉/요부와 견관절의 중심 유지 능력을 더 많이 요구한다.

앞서 설명한 대로 고객의 어깨가 양 쪽이 라운드 숄더 상태라고 했을 때 한 쪽은 조금 틀어지고, 반대쪽은 상대적으로 좀 더 많이 틀어진 상태라 가정하고 얘기를 해보자. 어깨 불균형을 가지고 있기 때문에 덤벨 프레스를 실시했을 때 어깨가 중심을 잡아야 하는 위치가 서로 다르게 작용을 하게 된다. 양팔이 머리 위로 올라가는 과정에서 덤벨의 위치가 서로 다른 것을 확인할 수 있다.

덤벨 프레스의 경우 바벨 프레스보다 조정 능력을 더 많이 요구하기 때문에, 숙련된 고객들이 아니고서야 덤벨 프레스를 통해 어깨에 자극을 받는 것은 쉽지 않다. 그래서 나는 여성의 경우 덤벨 프레스보다는 바벨 프레스를 기초 운동으로 많이 진행하는 편이다.

어깨를 관리하는 데 있어서 초심자 또는 중급자에게 가장 많이 추천하는 운동이 스미스 머신 운동이다. 어깨의 균형이 부족한 경우 스미스 머신의 양 쪽 랙(Rack)은 조정 능력을 펼치는 데 상당한 도움을 준다. 따라서 덤벨이 좋다, 바벨이 좋다는 식의 비교를 떠나서 고객의 신체 조건이 현재 덤벨 동작을 수행할 때 중심을 잡고 균형 있게 끌고 갈 수 있는지를 트레이너의 판단으로 머신과 프리 웨이트의 접근으로 시각을 바꾼다면 좀 더 빠르게 이해할 수 있을 것이다.

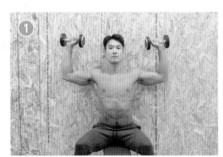 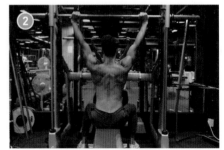

운동을 적용하는 과정에서 알고 있으면 좋은 TIP

1. 자신의 신체균형을 이해하라.

2. 바른 체형이며, 운동 경력이 좋다면 덤벨을 이용하여도 된다. 그러나 아직 부족한 초심자라면 스미스 머신을 이용하여 바벨 프레스를 실시하여 삼각근에 전달되는 자극과 무게 중심에 대한 조절 능력을 충분하게 습득할 수 있도록 지도한다.

3. 바벨 운동 후 약 1~3kg의 낮은 무게 또는 맨손으로 덤벨 프레스의 자세를 연이어 연습할 수 있도록 해야 한다.

위의 방법으로 운동을 진행할 경우 일정시간이 지난 후 덤벨 프레스를 실시하는 과정에서 좀더 이해력있는 자세와 운동 수행능력이 향상되는 것을 확인할 수 있을 것이다.

Section 06

후면삼각근 운동 리어 델트 로우(Rear Delt Row)

후면삼각근은 팔에 후면에서 상완골두를 관절와(Labrium)에 고정하는 중요한 근육으로, 팔을 뒤로 뻗는 신전 동작에 대해 지나친 동작으로 회전근개에 불필요한 스트레스가 전달되지 않도록 제한하는 역할을 담당한다. 따라서 후면삼각근의 약화는 어깨 탈구의 주된 원인이 될 수 있으며, 후면삼각근의 발달을 위한 동작을 어깨 운동에 반드시 포함시켜 어깨를 발달시키는 과정에서 안정성을 유지할 수 있도록 해야 한다.

더불어 전면삼각근과 후면삼각근은 서로 반대로 작용하는 구조로 되어 있기 때문에, 후면삼각근의 기능적인 문제는 전면삼각근의 문제로 이어질 수 있고, 전면삼각근의 문제는 후면삼각근의 2차적 문제로 이어지기도 한다. 운동에서 가장 중요한 것 중 하나는 근육을 기준으로 움직임을 설정하는 것이 아닌, 근육의 전체적인 구조와 기능을 이해하고 이를 효과적으로 관리하기 위한 방법을 다양한 각도에서 적용하며 접근해야 한다는 점이 아닐까 생각한다.

동작을 진행할 때 팔꿈치를 굴곡시켜(구부려) 팔을 신전시키면 후면삼각근에 독립적으로 높은 자극을 전달할 수 있다는 것이 핵심이다. 아울러 본 운동을 실시하는 과정에서 주의할 점은 과신전으로 인해 어깨가 과도하게 회전되는 상황이 만들어지지 않도록 통제해야 한다는 점이다.

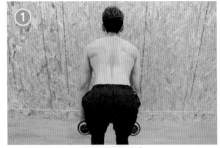

만약 상완삼두근과 후면삼각근의 협력 구조를 발달시키고 싶다면, 뒤에 설명될 덤벨 킥 백을 이용하여 동시 발달을 도모하는 것이 효과적인 프로그램이 될 것이다.

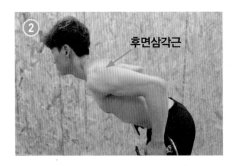

후면삼각근

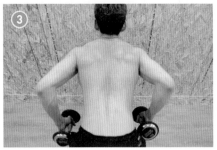

Section 07 **삼각근의 자극을 높여주는 업라이트 로우(Upright Row)**

앞서 설명한 사이드 레터럴 레이즈에서 팔꿈치를 직각으로 구부려서 실시하는 동작과 같은 형태로 바벨을 이용하여 실시하는 동작이 업라이트 로우다.

업라이트 로우의 목적은 삼각근의 집중적 발달이다. 앞서 설명한 대로 극상근보다 삼각근이 더 높은 힘을 사용할 수 있는 구조이기 때문에 이 운동은 상대적으로 높은 무게를 들고 실시해도 무방하다.

다만 ❶번 사진에서 보는 것과 같이 바벨을 다리와 골반의 경계선에 위치시켜 견관절을 약간 내회전시킨 채 똑바로 기립하는 동작과 함께 바벨을 들어올리는데, 이때 손등에서 팔꿈치까지 수평이 유지될 수 있는 팔목의 각도를 유지하여 들어올린다. 손등으로 들어올린다는 느낌으로 진행한다면 삼각근에 높은 자극을 전달할 수 있다.

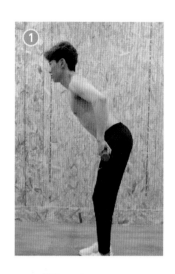

　다만 고객의 체형이 라운드 숄더의 어깨 구조를 형성하고 있다면, 비하인드 프레스를 통해 어깨의 균형을 확보하고 난 후에 해야 한다.

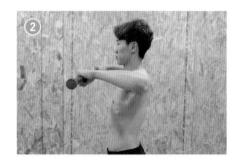 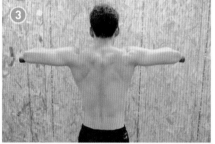

Section 08 업라이트 로우의 방향과 이해

　다음 네 장의 사진을 보면 팔꿈치의 위치가 서로 다른 것을 확인할 수 있다. 업라이트 로우를 실시하는 과정에서 팔꿈치를 어느 곳에 위치시키느냐에 따라서 삼각근의 자극 지점이 바뀌게 된다. 사진 ❶은 삼각근 중에서도 측면삼각근의 자극을 높게 전달하는 상태이고, 사진 ❷는 몸 앞쪽으로 이동 동작이 진행되는 과정에서 전/측면 삼각근의 자극이 전달되는 상태이며, 사진 ❸에 이르러서는 전면삼각근에 좀 더 높은 자극을 전달하고, ❹에 와서는 전면삼각근에 주도적인 자극을 전달하는 동작으로 바뀌게 된다.

물론, 앞서 설명한 대로 위치만 작용하는 것이 아니라 그 부위에 상대적으로 높은 자극을 전달하는 방향이라는 뜻이다.

자극을 전달하고자 하는 위치에 따라 바벨의 위치를 스스로 설정하여 운동을 진행할 수 있다. 전면삼각근에 높은 자극을 전달하고 싶다면 팔을 상대적으로 앞쪽으로 뻗는 동작으로 측면삼각근에 높은 자극을 전달하고자 한다면 팔꿈치가 귀와 일치되게끔 위치시켜 자극을 전달할 수 있다. 라운드 숄더로 이미 견관절의 내회전성이 심한 고객들에게는 이러한 동작이 회전근개 중 극상근에 무리한 작용이 될 수 있기 때문에, 본 동작을 실시하기 전 회전근개의 안정성을 확보하는 가장 중요하다는 것을 명심해야 한다. 모든 동작에 대해 회전근개의 충분한 가동범위 확보를 위한 스트레칭과 마사지는 삼각근의 발달을 더욱 효과적으로 만들어줄 것이다.

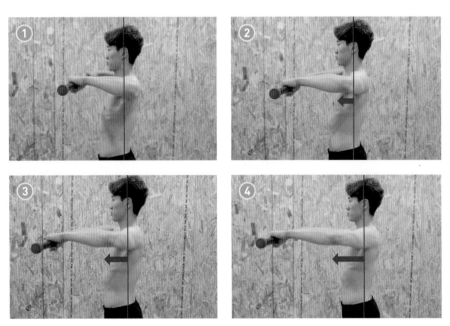

어깨 회복을 위한 셀프 근막 스트레칭

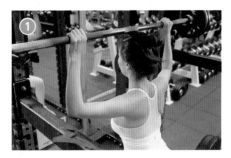 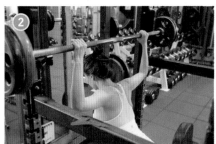

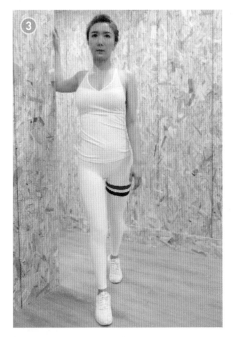

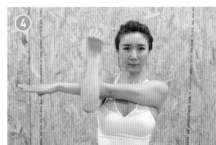 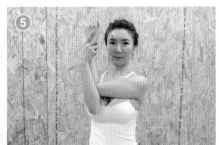

memo

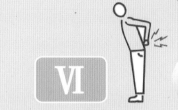

VI

복부 운동
(Abdominis Training)

척추의 뒤쪽은 다열근과 기립근, 요방형근과 광배근 등 허리 뒤쪽에서 요추부의 신전 및 전만에 대한 안정성을 제공하는 근육으로 이루어져 있다. 반대로 요근과 내외복사근, 복직근은 요추부의 앞쪽에서 허리의 전만 안정성을 유지하기 위해 협력하는 근육이다. 복부 운동의 핵심은 요추부의 정상적인 전만을 유지하기 위해 척추를 기준으로 앞쪽과 뒤쪽의 균형을 얼마나 효율적으로 유지하는가이다.

의자에 앉아서 생활하는 사람들에게는 고관절 굴곡으로 인한 요추부의 후만 동작이 요근과 내외복사근의 긴장으로 이어지게 되고, 이 과정에서 늑골과 골반의 거리는 필연적으로 가까워지게 된다. 문제는 이렇게 가까워진 늑골과 골반이 일어서는 동작을 통해 정상적으로 멀어져야 하지만, 오랜 시간 앉은 자세가 유지되어 허리 앞쪽의 긴장이 쉽게 이완되지 않는다면 의자에서 일어나는 동작에 대해 허리의 불필요한 긴장은 당연히 발생할 수 밖에 없다. 이러한 긴장은 허리의 본질적 구조를 바꾸게 만들고(허리의 전만동작이 어려워지거나 후만동작이 유지되는 상태), 그에 따라서 사용되는 힘의 기준도 바뀌게 된다.

대부분의 생활패턴이 좌식이기 때문에 결과적으로 의자에 앉아 장시간 구부러진 허리의 긴장이 일어서는 과정에서 정상적으로 펴지지 않도록 제한하여 허리의 문제를 일으킨다.

따라서 적절한 운동으로 허리의 전만적 안정성을 도우며, 늑골과 골반의 거리를 확보하고 허리의 전만을 효과적으로 사용할 수 있도록 하는 것이 복부 운동의 목적이다.

40 복직근보다 중요한 장요근

복근 운동을 생각하면 식스팩을 가장 먼저 떠올린다. 그러나 복근 운동을 하기 전에 반드시 생각해야 하는 근육이 있다. 바로 요추부에서 골반을 지나 다리와 연결되는 장요근(Iliopsoas)이다. 뼈에 가까운 근육일수록 체형 안정성에 미치는 효과가 크다. 그렇다면 복직근과 장요근 중 어느 근육이 허리의 안정성에 기여하는 역할이 클까? 당연히 장요근일 것이다. 그래서 장요근 운동을 먼저 해야 한다.

간단하지 않은가? 복부 운동을 하기 전에 반드시 요근 운동을 사전에 실시하고 추가적인 복직근 운동이 실시되어야 강도 높은 복직근 운동으로 발생하는 허리의 구조적인 스트레스를 최소화시킬 수 있다.

복근 운동을 하다가 허리가 다치는 경우가 있다. 장요근이 인체의 움직임에서 수행하는 대표적인 기능 중 하나가 다리와 몸통을 가까워지게 하고, 일어서는 과정에서 요추의 전만이라고 하는 허리의 신전 안정성에 기여하는 것이다. 장요근에 의해 요추의 전만성이 유지되고 안정화되기 때문에 장요근은 허리에서 매우 중요한 근육으로서 기능을 수행한다. 문제는 이러한 장요근의 기능과 움직임에 대해서 인지하지 못하고 복근을 만들겠다는 굳은 의지로 최선을 다하여 실시하는 크런치와 레그 레이즈 같은 동작들이다. 이는 오히려 허리의 과도한 긴장으로 불편함을 초래한다.

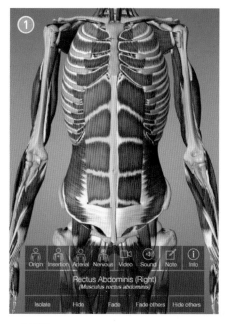 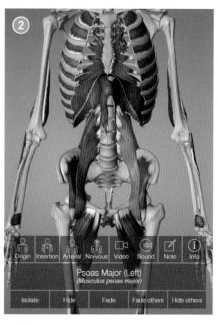

▲ 복직근   ▲ 요근

허리가 아프면 허리를 바로 세우는 것이 매우 힘들다. 요근에 전달된 스트레스가 허리를 정상적으로 세우는 과정을 수행하지 못하게 하기 때문이라는 것을 이해해야 한다.

요근은 복직근보다 힘은 약하지만 지구력이 강하다. 장요근의 기능은 요추부의 안정적인 신전과 굴곡근으로써의 작용이다. 문제는 대부분의 활동에서 좌식 생활이 빠질 수 없기에 의자에 앉음으로써 다리가 허리와 가까워지는 굴곡 동작이 요근의 신전이 아닌 굴곡으로 척추의 본래 모습과 정반대되는 활동을 유지하게 되고, 이렇게 장시간의 좌식 생활로 인해 긴장받은 요근은 정상적인 수행 능력이 감소된다는 점이다.

이렇게 요근의 기능이 감소된 상태에서 식스팩을 만들겠다고 복근 운동을 실시하게 되면 요근이 정상적으로 요추부의 안정성을 유지하지 못하는 상태에서 갑자기 허리가 뜨끔하거나 운동 후 허리가 불편한 증상을 경험하는 결과를 만들게 된다. 결국 운동 후 다음 날 허리가 너무 아파서 하루에서 이틀 정도를 푹 쉬어야 하는 상황이 되는 회원들을 통해 종종 보게 되는데, 대표적인 원인이 바로 요근의 약화와 정상적 기능에 대한 학습이 부족한 상태에서 갑자기 이루어지는 높은 단위의 활동과 움직임을 허리가 수용하지 못한다는 것이다.

따라 복근 운동부터 실시하지 말고, 반드시 요근 운동부터 실시해야 한다. 우리의 고객들은 생활에서 이미 요근에 과도한 긴장과 불균형으로 인한 스트레스를 받고 있다. 이렇게 스트레스를 받은 허리 근육을 정상적인 범위로 안정화하는 운동을 통해 요근의 기능을 향상시키고 난 후에 복근 운동을 적용하여 안정성을 더욱 잘 유지할 수 있도록 운동이 진행되어야 한다.

41 복근 운동을 시작하기 전에

복근 운동은 크게 두 가지의 방향을 기준으로 볼 수 있다. 복부의 근육은 흉곽과 치골뼈(골반의 아랫뼈)를 상호 연결하고 있다. 이는 흉곽이 치골 방향으로, 치골이 흉곽 방향으로 움직이는 두 가지 작용에 의해 복부 근육의 자극이 발생된다는 것을 의미한다. 복직근(복직근은 복횡근, 내/외복사근과 항상 같이 얘기된다)은 복강(복부 안쪽과 내장기관 사이에 존재하는 공간)의 압력을 높이는 데 그 목적이 있다. 허리에 힘을 주기 위해서는 복강의 압력이 매우 중요한데, 허리에 힘이 들어갈 때 외부에서 발생된 힘에 대해 복강 압력이 내부적 힘의 균형을 유지하는 과정에서 요추부의 안정성이 향상되고 외부의 힘을 버틸 수 있는 구조가 되기 때문이다. 복근 운동을 실시하는 이유는 복직근, 내외복사근, 복횡근 등 복부의 근육을 발달시킴으로써 복강 압력을 향상시켜 요추부가 정상적이고 안전하게 움직일 수 있도록 하기 위함이며, 아울러 허리의 2차적인 부상 또는 손상을 사전에 예방하고 관리하기 위함이다. 그래서 복근 운동이 허리를 튼튼하게 만들어준다는 의미로 해석되는 것이다. 복강 압력이 상승되는 과정에서 복직근

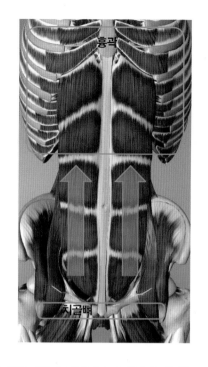

이(여기에는 복횡근과 내외보가근의 힘의 균형이 복직근보다 절대적으로 중요하다) 복강 압력을 더 높일 수 있도록 허리의 앞쪽과 뒤쪽 둘레까지 충분한 벨트의 역할을 수행해 주기 때문이다. 결과적으로 다리를 들어올려 몸 쪽으로 끌어당기는 동작, 몸통을 세우는 동작과 같이 상체가 일어나는 동작, 이 두 가지 동작을 통해 복근의 발달이 일어나게 되는데, 이 동작을 실시할 때 가장 중요한 것은 먼저 체형 상태를 확인하는 것이다.

고객들의 생활 패턴으로 미루어 대부분 정상적인 상체 구조를 가지고 있지 않다. 특히 허리의 정상적인 전만 각도와는 반대되는 활동으로 상체가 일부 굽은 상태를 유지하여 생활하기 때문에 복근 운동을 실시하기 전에 고객의 신체 구조를 먼저 확인하고, 이를 바탕으로 스트레칭이 먼저 진행되어야 하는지, 운동이 먼저 진행되어야 하는지를 선택하여 프로그램을 설계하고 수업을 진행해야 한다. 무조건 복근 운동을 실시한다고 하여 허리가 좋아지는 것이 아니라는 것을 알아야 한다.

42 복부 운동의 효과를 높이는 맨몸 운동

복근 운동을 할 때 스파이더 워킹과 사이드 스쿼트를 사전에 실시하면 좋다. 이 두 동작은 요근과 내전근을 활성화시켜 본격적인 운동 수행 능력을 향상시키는 특성을 가지고 있다. 복근 운동 시 사용되는 근육을 보다 효과적으로 사용할 수 있게 해주는 이 두 가지 근육은 허리를 바르게 세워주는 데 핵심적인 근육이다. 요근은 바르게 선 자세에서 허리를 세워주는 근육이고, 내전근은 서 있는 동작에서 다리를 효과적으로 몸과 가까이 유지하는 근육으로 사용된다. 그런데 복근 운동의 특성상 허리를 구부리는 동작이 수반되기 마련이다. 이렇게 구부린 상태에서 전달받은 자극은 허리를 세우는 데 있어 정상적인 요추의 전만과는 정반대의 활동이 된다. 따라서 스파이더 워킹과 사이드 스쿼트를 통해 허리의 안정성을 운동 전/후로 보완해야 할 필요가 있다. 복근 운동이 종료되고 난 후 전만성을 확보하기 위해 이 두 운동을 실시한다면 허리의 안정성이 높아지는 효과를 체감할 수 있다.

횟수는 약 30~50개로 2세트 정도 실시하고 난 후 복근 운동을 실시하면 좋은 효과를 거둘 수 있다.

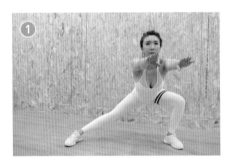 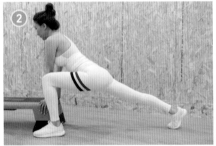

43 장요근 운동

허리를 보호 하는 장요근 운동법

복근 운동을 실시하기 전 장요근 운동을 먼저 실시하면 복근 운동 과정에서 척추에 전달되는 부하를 최소화하여 허리의 부상과 손상을 예방할 수 있다. 복근 운동이라 하면 식스팩을 가장 먼저 생각하지만, 사실 식스팩(복근)보다 더 중요한 근육이 바로 장요근이다. 장요근의 기능적 약화와 긴장은 대부분 의자 활동에서 앉아 있는 동작만으로도 발생되는데, 이렇게 긴장된 근육(장요근)을 고려하지 않고 곧장 복근을 더 복근 운동에 집중한다면 장기적으로 허리의 불편함을 피할 수 없을 것이다. 요근에 기능적인 문제가 생기면 복근의 사용 자체가 어려워질 수 있다. 따라서 식스팩을 만들기 위한 복근 운동 전에 실시하여 요근과 복근의 충분한 활성화를 통해 허리가 받는 스트레스를 줄여야 한다.

아마도 한번 쯤은 이 동작을 봤을 것이다. 그러나 이 별것 아닌 동작이 요근의 기본적인 운동이며, 이 운동을 통해서 요근의 1차적 활성화를 도모할 수 있다.

약 50회를 기준으로 2세트 정도 실시하여, 허리를 가볍게 풀어준다는 개념으로 인식하여 실시하도록 한다.

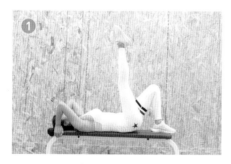
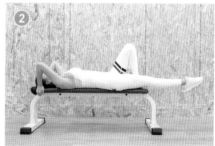

장요근 운동 강도 높이기

앞선 운동을 실시하고 난 후에 좀 더 강도를 높이고 싶다면 아래 사진과 같은 동작을 추가한다. 이 동작을 실시하는 과정에서 중요한 것은 내려가는 다리와 들고 있는 다리가 90도 각도의 직각의 모양을 확실하게 유지해야 한다는 것이다. 마찬가지로 30~50회를 기준으로 약 2세트 정도 하고 나서 본격적인 복근 운동을 실시한다.

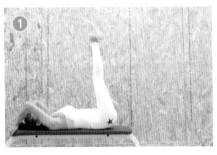
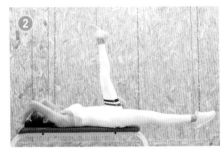

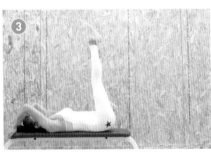
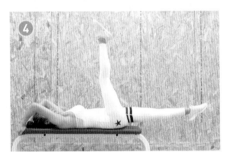

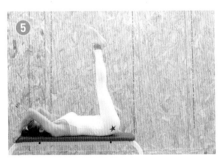

44 복직근 운동

복직근에 자극을 주는 크런치(Crunch)

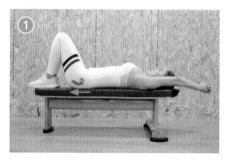
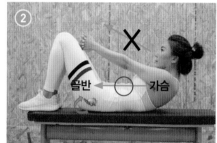

양팔을 이용하여 흉곽을 골반과 가까이 만들어 복직근의 자극을 높여주는 운동이다. 흔히 머리 뒤로 깍지를 끼고 진행하는 크런치를 많이 하지만 이 경우 상체를 들어올리는 과정에서 목의 힘을 더 많이 쓰게 된다는 단점이 있다. 양팔을 이용하게 되면 보다 효과적으로 흉곽을 골반 방향으로 끌어내려 복부에 효과적인 자극을 전달할 수 있다.

사진 ❶의 자세에서 ❷의 자세로 운동이 진행될 때 상체를 위쪽으로 끌어올리는 것이 아니라 가슴이(정확히는 흉곽이) 골반 방향으로 이동하는 움직임을 이해하여 실시해야 한다. 이때 목의 부담을 최소화시키기 위해 무게 중심을 팔에 실어 던져준다. 팔을 몸 앞쪽으로 던지는 동작으로 내/외 복사근에 효과적으로 자극을 전달하게 된다.

약 30회를 기준으로 실시하며 리듬을 이용하여 상체를 움직이는 과정에서 목으로 올리는 느낌이 아닌 어깨와 가슴이 골반을 향해서 내려가는 느낌으로 실시한다.

팔을 벌려서 실시하는 크런치

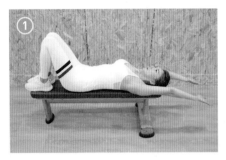 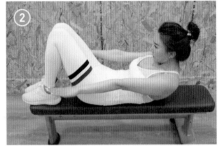

　이 동작은 앞선 동작과 비슷하지만 팔을 다리 옆으로 뻗는다. 이 동작은 더 많은 신전 동작을 유도하여 늑골이 골반과 더욱 더 가까워지게 함으로써 내/외 복사근과 복횡근을 직접적으로 자극하는 데 효과적이다.

　물론 허리 통증이 있는 환자에게는 금지이다. 허리 통증의 완화를 위해서는 요근의 안정성부터 찾아야 한다. 스파이더 워킹, 사이드 스쿼트와 같은 동작을 통해서 허리의 기립 동작을 충분하게 유지할 수 있도록 해주고 난 후 실시해야 한다. 하루 이틀 정도의 스파이더 워킹과 사이드 스쿼트 만으로는 허리의 안정성이 높아질 수 없기 때문에 충분한 기간을 통해 허리의 움직임을 확인하며 복근 운동을 시작해야 한다.

다리를 모으고 실시하는 리버스 크런치(Reverse Crunch)

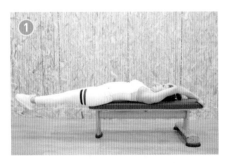 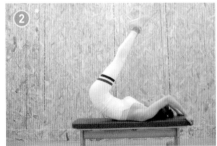

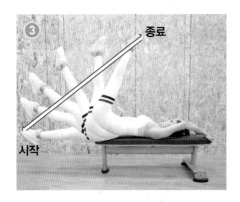

이 동작은 골반의 치골부가 늑골 방향으로 올라가는 과정에서 복직근 전체의 자극을 높일 수 있는 운동방법이다. 중요한 것은 다리가 몸과 수평이 되도록 내리는 과정에서는 속도를 천천히 감속시키고, 수평이 되는 지점에 위치되면 한 박자를 쉬고 가속도를 붙여 복직근의 힘을 사용할 수 있는 방법으로 근육을 자극해야 한다는 것이다.

또한 사진 ❶에서 다리가 내려가는 과정에서 허리를 보면 요추의 전만 각도가 형성되는 것을 확인할 수 있다. 이렇게 몸 전체가 수평이 되는 각도가 다리를 들어올리는 리버스 크런치에서 가장 위험한 구간이 된다. 따라서 이 지점에 이르는 동작에서 속도를 줄이고 팔을 쭉 뻗은 상태에서 양손에 힘을 통해 다리의 전체적인 힘을 통제한다는 느낌으로 진행해야 한다.

사진 ❸의 동작을 보면 시작 지점과 종료 지점 사이의 거리가 형성된다. 운동을 진행하는 과정에서 운동의 거리를 정해놓고, 정해진 거리 안에서 최대의 힘을 사용하는 것은 근육의 효과적인 발달을 위해 매우 중요하다. 그렇지 않으면 어디부터 어디까지 힘을 사용해야 하는지를 운동 중에 조절해야 하는데, 이렇게 되면 근육에 몰입될 수 있는 자극이 감소한다. 이는 복근 운동뿐만 아니라 모든 운동이 마찬가지다.

Section 04 다리를 벌리고 하는 리버스 크런치

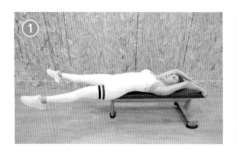 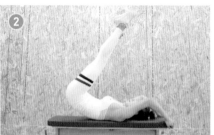

다리를 벌린 상태에서는 다리를 모으고 진행하는 동작보다 골반이 늑골(갈빗대)과 더 가까워지게 할 수 있다. 따라서 골반과 늑골이 가까워지는 가운데 내복사근, 외복사근, 복횡근에 더 높은 자극을 전달할 수 있게 된다.

이 동작의 경우 다리를 들어올리는 동작과 내리는 동작에서 허리의 통증을 유발할 수 있다. 그래서 본 동작은 추간판 탈출증 또는 요통이 있는 회원들에게는 추천하지 않는다.

45 / 신장성 수축을 이용한 복막 신전 운동

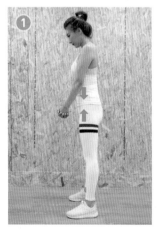 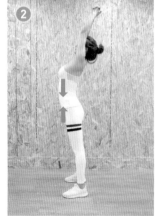

사진 ❶의 동작과 같이 양손을 깍지 끼고, 골반 앞에 위치하게 하여 복부에 힘을 주면 복부 근육에 강제적으로 단축성(의도적으로 복부에 힘을 주는 방법) 수축이 일어난다.

사진 ❷의 동작에서처럼 복부에 힘을 주고 긴장을 유지한 채로 팔을 들어 '수축한 상태에서 근육을 늘리는 신장성 수축'을 이용하여 반복하게 되면 근육을 효과적으로 찢어내는 느낌을 받을 수 있다.

본 동작은 허리 통증이 있는 환자들에게 복근 운동이 가능해지는 시점에서 자주 적용하는 동작이다. 이 동작을 이용하여 신장성 수축을 일으키게 되면 단축성 수축활동으로 인해서 허리가 후만이 되는 증상과 반대로 복부에 힘은 전달하고 있으나 양팔이 머리 위로 올라가는 가운데 늑골과 골반이 멀어지면서 복부의 긴장과 함께 신장성 수축 활동을 일으키게 된다. 이는 허리를 세울 수 있는 환경을 만들고 늑골과 골반이 서로 멀어지는 상태를 통해 허리의 정상적인 전만 각도를 유지하도록 하는 데 효과적이다.

본 동작의 핵심은 허리를 뒤로 젖히는 동작이 아닌 복부의 근육을 늘리는 방법으로 이해하고 적용해야 한다는 점이다. 그래서 복부의 강제적 긴장과 이완이 필요하다. 다른말로 표현하면, 구심성 긴장과 편심성 긴장의 이해가 적용되어야 한다.

46 / 장요근의 안정성을 극대화하는 행잉 레그 레이즈 (Hanging Leg Raise)

행잉 레그 레이즈 운동은 철봉과 같이 손으로 바(Bar)를 잡고 매달려 다리가 공중에 뜬 상태에서 다리를 들어올려 실시하는 복부 강화 운동이다. 그러나 이 동작의 경우 장요근과 요추부의 정상적인 안정성을 확보한 상태에서 실시되어야 한다. 만약 장요근의 단축이 있거나 긴장되어 있는 상태에서 행잉 레그 레이즈를 실시할 경우 다리가 내려가는 과정에서 장요근의 스트레스가 상당히 증가된다. 장요근의 스트레스가 높아진다

는 것은 추간판에 전달되는 압력이 늘어난다는 의미로도 해석할 수 있기 때문에, 장요
근의 충분한 이완을 통해 정상적인 요근의 길이를 확보하고 난 후 실시되어야 한다.

　반대로 장요근이 안정된 상태에서 실시되는 행잉 레그 레이즈는 장요근과 복부근육
의 효과적인 발달을 증가시킨다. 단, 운동이 끝나고 난 후 바로 내려오지 말고 사진 3번
과 같이 1~5초 정도 매달려서 충분히 신전 스트레칭을 실시하고 나서 내려와야 한다.
이 방법으로 진행한다면 신체 전반에 걸친 신전 스트레칭을 통한 굴곡근의 효과적인
이완 동작으로 적용될 수 있다. 매달려
서 진행되기 때문에 추간판에 어느 정도
이완 작용이 동반되어 정상적인 추간판
의 높이를 유지하는 데도 도움이 될 수
있다.

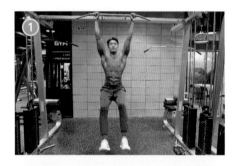

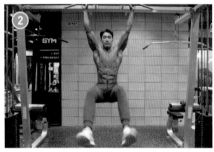
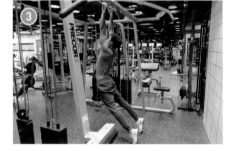

▲ 행잉 레그 레이즈 후 스트레칭

47 / 복부 운동 후의 셀프 근막 스트레칭

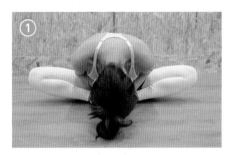
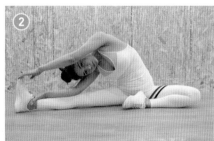

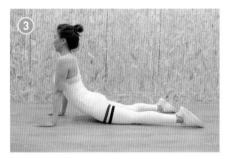

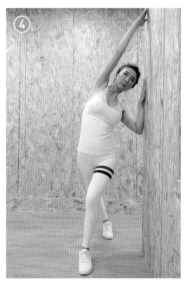
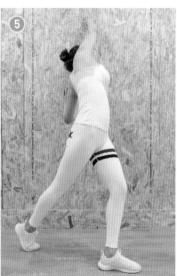

memo

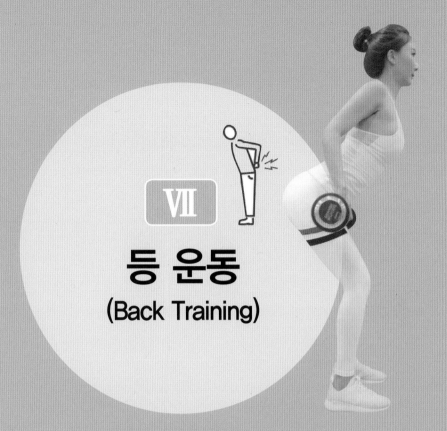

VII

등 운동
(Back Training)

장요근과 내/외 복사근, 복직근은 허리뼈의 앞쪽에서 안정성을 제공하는 근육이다. 이와 반대로 다열근과 기립근 그리고 흉요건막과 연결된 광배근은 허리 뒤쪽에서 흉요추부의 전만이라는 안정성을 제공하는 근육이다.

일상생활에서 적용되는 대부분의 동작은 허리의 후만과 흉요건막의 이완 그리고 광배근의 부족한 사용으로 인해 등 근육이 몸 앞쪽의 근육보다 상대적으로 약한 상태를 유지하게 만든다. 따라서 등 운동을 통해 흉요건막과 연결된 광배근의 안정성을 높이고 이를 발달시키는 과정에서 허리의 전만 안정성을 되찾아야 한다.

48 / 등 운동 전에 실시하는 운동

라운드 숄더가 있는 고객이 등 운동을 실시할 때 어깨의 불균형이 나타나는 경우를 자주 볼 수 있는데, 이는 견관절의 균형적 문제로 발생되는 현상이다. 사전 운동을 통해서 정상적인 견관절의 각도가 형성될 수 있도록 한다면 광배근에 자극을 전달하는 데 있어 어깨의 불균형을 예방할 수 있다. 나는 불균형의 교정을 위해 인클라인 바벨 프레스로부터 시작한다. 팔을 내리고 있으면 상완골이 견갑골에 대해서 내회전의 방향을 유지하고, 머리 위로 들어올리면 상완골은 견갑골에 대해 외회전을 형성한다.

등 운동의 하나인 광배근 운동은 흉/요부의 전만 견갑골의 전인, 상완골의 내회전 동작을 이용한다. 이때 지나치게 내회전된 어깨(라운드 숄더)의 경우 등 운동 과정에서 전달되는 자극이 감소된다. 따라서 처음부터 등 운동을 진행하기보다는 어깨 운동인 비하인드 프레스를 통해서 견관절의 외회전 동작을 학습하여 견관절의 움직임을 효과적으로 수행할 수 있게 하는 것이 도움이 된다. 흉추부의 전만과 외회전과 내회전의 균형이 등 운동을 실시하는 과정에서 견관절의 불균형으로 이어지지 않도록 하는 데 그 목적이 있다.

피지컬 트레이닝에서 소개했던 스트레이트 로우는 무게가 없이도 흉/요추부의 전만과 견관절의 신전 동작을 통해 광배근을 자극하는 방법을 학습할 수 있는 운동이다. 웨이트 트레이닝에서 가장 중요한 것은 무게에 의한 자극이 아니라 무게 없이도 해당 근육이 자극받을 수 있는 방법을 이해하고 체득하는 것이다. 인체의 모든 근육이 각도에 따라 자극받는 범위가 바뀐다는 것을 이해하는 것은 낮은 무게에서도 효과적인 자극을 전달받는 테크닉으로 적용될 수 있다. 낮은 무게에서 상대적으로 자극을 잘 전달받는 다는 것은 무게가 올라감에 따라 훨씬 더 높은 자극을 경험하게 된다는 뜻이고, 이 는 결과적으로 목표 근육의 성장을 높이 는 중요한 기술적 요소가 된다. 본 동작을 이용하여 광배근의 자극을 느꼈다면, 등 운동에서 생기는 자극이 운동 내내 적극 적인 펌핑감으로 유지될 것이다.

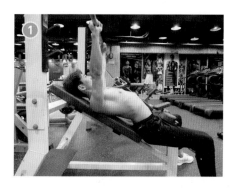

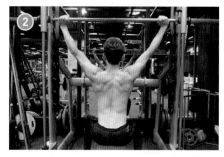

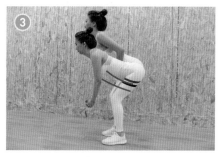

49 광배근 자극을 위한 첫 번째 운동, 스키 로우

스키 로우는 스키를 타는 동작을 응용하여 만든 동작으로, 광배근의 자극과 더불어 허리의 전만 안정성을 높일 목적으로 사용된다. 이 동작은 운동을 처음 하는 모든 고객 들에게 적용하고, 등 운동의 전체적인 프로그램 사이에 결합하여 실시하므로 광배근의 추가적인 자극과 펌핑감을 전달하고 안정적인 흉/요추부의 전만 각도를 유지하는 데 효과적이다. 양팔의 팔꿈치를 완전히 편 상태에서 흉부의 추가적인 전만 동작과 함께 견갑골의 전인 작용에 의해 팔을 뒤로 신전시키면서 광배근과 상완삼두근의 장두, 후면삼각근이 동시에 발달될 수 있다.

 팔이 뒤로 신전되는 동작에 집중하기보다 가슴을 들어올리는 동작에서 팔 전체를 밑으로 내리는(견갑골하강) 느낌과 함께 뒤로 신전시킨다면 더욱 효과적으로 자극을 전달할 수 있다. 이 동작은 맨몸으로 실시해도 자극을 느낄 수 있으며, 약 3~5kg 이하의 무게를 통해 30~50개 정도 실시한다면 좋은 효과를 거둘 수 있다.

 앞서 설명한대로, 등 운동의 핵심은 광배근에 있다. 광배근의 효과적인 지극을 위해 흉/요추부의 전만 각도를 유지하고 견갑골의 전인과 하강작용 그리고 내전을 이용해야 하는데, 이 자세가 일상생활 중 등이 굽고 어깨가 올라가는 작용에 대한 교정운동으로도 사용될 수 있다. 광배근의 일차적 자극은 등 발달의 전체적인 균형과 밀접하게 연관되며, 등의 효과적인 발달은 허리의 안정성과 직결된다는 의미에서 매우 중요한 운동이다. 고객들의 체력은 현저히 낮은 상태이기 때문에 무게를 통해서 발달시키고자 하는 방법이 아닌 자세만으로도 충분한 자극을 전달받을 수 있다는 개념을 먼저 이해시키고 운동을 적용해야 한다. 그래야 자세가 흐트러지지 않은 상태에서 무게 선택의 기준을 이해하고 적용할 수 있을 것이다.

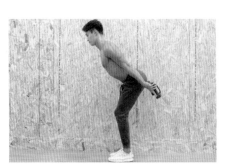

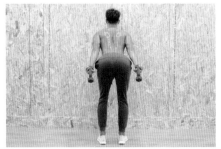

50 데드리프트 운동

데드리프트 자세 잡는 방법

    고객에게 처음 데드리프트를 지도할 때 50분을 걸려 설명했던 기억이 난다. 다리를 잡아주면 허리가 틀어지고, 허리를 잡아주면 다리가 틀어지고, 정말 난감했던 경험이 었다. 데드리프트 자세를 고객이 쉽게 이해하도록 이 동작을 반드시 교육한다.

    사진과 같이 양 무릎에 양손을 지지하여 가슴과 허리를 펴고, 손으로 무릎을 눌러 상체를 지지한 채(이때 어깨가 들리지 않은 상태에서 견갑골의 외전과 전인 그리고 하강 움직임을 통해 이해시켜야 한다) 편하게 30초 정도를 유지하고 그 자세에서 바로 서는 동작이 흔히 루마니안 데드리프트(Romanian Deadlift)라 불리는 동작의 기본이 되며, 바닥까지 내려가면 컨벤셔널 데드리프트(Conventional Deadlift)의 기본 동작이 된다.

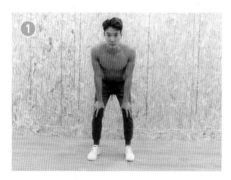
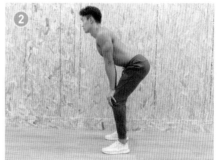
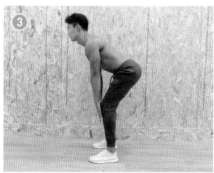
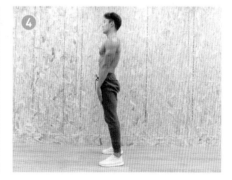

데드리프트의 이해

데드리프트는 근력운동의 3대 동작중 하나로 꼽힌다. 등 운동의 시작이며, 전신 근력 운동의 대표적 운동이라 할 수 있다. 그러나 이 운동을 대개 같은 동작으로 이해하고 있어 먼저 동작의 이해를 돕고자 한다.

먼저 데드리프트는 크게 두 가지로 분류할 수 있다. 전신 근력운동으로서 발달 운동의 자세 그리고 고관절의 발달을 집중적으로 자극하는 동작이다.

왜 데드리프트를 고관절의 발달 운동으로 집중하여 진행할까? 이는 운동의 자세적 특성 때문이다. 나는 웨이트 트레이닝에서 사용되는 운동의 모든 자세는 생활에서 사용하는 동작을 효과적으로 수행하기 위한 훈련이라고 생각한다. 앞서 다리 운동에서 스쿼트는 앉았다가 일어나는 동작을 효과적으로 하기 위한 운동이 된다고 설명한 바가 있다. 그렇다면 데드리프트는 어떤 운동일까? 올바른 기립을 효과적으로 하기 위한 운동이다. 스쿼트의 특성과 비슷하다고도 볼 수 있지만, 엄밀하게 말하자면 스쿼트 전에 하는 운동으로 적용되어야 한다. 스쿼트가 앉았다가 일어나는 방법의 효율성을 높여주는 운동이라면 데드리프트는 스쿼트를 실시하기 전에 진행해야 하는, 인체의 중심이자 다리의 핵심인 고관절의 회전의 움직임을 이해하는 운동이라 볼 수 있다. 따라서 다리 운동의 구체적인 기본 순서는 데드리프트, 스쿼트, 풀 스쿼트의 앉았다가 일어나는 동작으로 구성하여 3개 구간으로 나뉘는 운동의 방법적 이해를 동반해야 한다.

여기서 중요한 것은 동작의 특성이다. 스쿼트의 경우 무릎이 앞꿈치 앞으로 나가서 무릎과 연결된 대퇴사두근이라는 근육을 집중적으로 사용하는 동작이 된다. 그러나 데드리프트의 경우 골반의 전방회전을 높이기 위해서 무릎의 일부 굴곡각도를 형성하고 햄스트링의 최대 길이를 통해 대둔근과 함께 다리를 펴는 고관절 신전 동작을 수행하는 구조로 운동이 진행된다.

의자에 앉았다 일어나는 자세는 다리의 힘을 사용하지만 다리의 힘 중에서도 햄스트링의 사용과 균형이 중요하다. 일상생활에서 의자에 앉았다가 일어나는 활동이 많은 가, 아니면 쪼그려 앉았다가 일어나는 활동이 많은가? 아마도 대부분의 경우 의자에 앉는 활동이 더 많을 것이다. 데드리프트를 통해서 의자에 앉은 자세에서 올바르게 기립하는 자세를 배울 필요가 여기에 있다. 의자에서 앉았다 일어나는 동작에서는 햄스트링의 사용이 아주 중요한데, 의자에 앉아 있는 자세는 햄스트링의 단축과 긴장이라는 상태를 유지하게 되기 때문이다. 이렇게 유지된 단축과 긴장은 다리를 바로 세우는데 지장을 초래한다. 그래서 데드리프트라는 동작을 통해 신체 전반의 안정적인 바로 서기를 연습해야 한다.

데드리프트의 동작을 진행할 때 골반의 회전을 통해서 대둔근의 충분한 이완 과정을 만들어야 하는데, 이때 충분한 스트레칭 능력이 필요하다. 운동 경력과 이해가 있다면 쉽게 따라 할 수 있지만, 처음 하는 고객들은 이 과정에서 햄스트링의 충분한 이완을 느끼기 어렵다.

자세를 배워보자!(사진 ❶, ❷ 참고) 먼저 덤벨을 세운 상태에서 윗부분을 잡는다. 그리고 데드리프트를 진행하는데, 여기서 중요한 것은 무릎의 위치가 신체 중심선에서 지나치게 앞으로 나오거나 뒤로 빠지지 않도록 유지하며 힙을 뒤로 미는 과정에서(정확히는 골반을 전방으로 회전시키는 과정) 햄스트링과 대둔근이 충분히 이완되고, 일어서는 동작에서 햄스트링과 대둔근의 강력한 수축을 통해서 고관절의 신전과 함께 인체가 바로 서는 동작이 형성되어야 한다는 점이다. 이 동작의 핵심은 햄스트링과 대둔근의 힘을 이용하여 척추 기립근의 과사용을 줄이는 것이다.

일어서는 동작에서는 고관절의 충분한 신전 동작(대둔근의 수축)을 이용하여 햄스트링, 대퇴사두근, 대둔근이 상호 협력적으로 사용되는 구조를 이해할 수 있으며, 대둔근은 대퇴부의 외측광근과 연결되므로 무릎을 펴는 동작과 함께 기립하는 과정에서 햄스트링과 대둔근에 자극을 전달하게 된다.

5번의 경우는 2번과 같은 데드리프트의 동작으로 볼 수 있지만 무릎이 중심선보다 앞쪽으로 이동되는 가운데 상체가 세워지게 되고, 햄스트링보다 대퇴부의 앞쪽에 더 많은 힘을 전달하게 된다. 물론 고중량을 들어올릴 때는 대퇴부에 충분한 힘을 전달하는 방법을 배워야 한다. 그러나 햄스트링과 대둔근의 사용을 목적으로 고관절에 직접적인 자극을 전달하려면 사진 ❷와 같은 동작으로 진행되어야 한다. 이렇게 고관절에 대한 힘과 회전의 기준을 먼저 이해하고 진행하는 이유는 고관절의 정상적인 움직임의 기준을 알고 있어야 무릎의 추가적인 회전을 일으키는 과정에서 스쿼트를 이해할 수 있고, 발목과 무릎의 최대회전을 일으키는 과정에서 풀 스쿼트의 동작을 이해할 수 있기 때문이다. 다리가 움직이는 관절의 기본순서를 이해해야 올바른 다리운동이 진행될 수 있다.

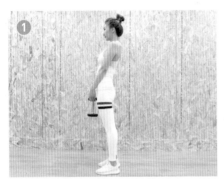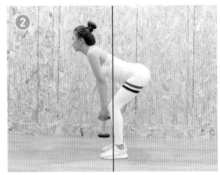

앞서 소개한 것처럼 대둔근을 강하게 수축시켜주면 바로 서는 자세에서 척추 기립근의 힘을 풀어주게 된다. 정확히는 허리에서 받는 힘을 고관절로 전달하여 척추 기립근의 부하를 줄여주는 상태가 된다. 이 과정을 통해 기립 자세에서 허리의 불필요한 스트레스를 줄이는 연습을 배우는 것이다. 데드리프트에서 고관절의 집중 운동은 인간의 기립을 올바르게 수행하는 연습을 통해서 허리의 힘을 다리로 전달하는 방법을 배우는 운동이라 할 수 있기에, (계속 강조하지만) 사람이 바로 서는 과정에서 전달되는 추간판의 절약 효과를 높여야 한다.

우리의 허리는 만성 스트레스를 갖고 있다. 일상생활에서 굴곡된(몸을 앞쪽으로 구부린) 자세가 계속되면 일어설 때 고관절이 다 펴지지 못하여 허리가 다리의 부족한 신전을 보완하기 위해 추가적으로 신전되는 상황이 연출되고, 이 과정에서 척추 기립근은 허리를 펴기 위해 힘을 쓰게 된다. 결과적으로 스트레스의 증가를 피할 수 없는 것이다.

나는 데드리프트를 지도하면서 고관절에 힘을 전달하는 방법을 우선적으로 사용하도록 하여, 일어설 때 불필요한 척추 기립근의 사용을 줄이는 데 집중한다. 그래야 고객들이 허리의 부담 없이 바로 서는 방법을 익힐 수 있기 때문이다. 앞서 설명한 '대둔근의 자극을 전달하는 방법'은 허리가 아닌 고관절로 일어서는 법을 배우는 아주 중요한 동작이라 볼 수 있다. 그래야 허리도 편해지고 더 오래 건강한 허리를 사용할 수 있게 된다.

스쿼트를 배우는 과정도, 데드리프트를 배우는 과정도 1차적으로 고관절에 기준을 두고 학습해야 한다. 두 동작의 차이는 무릎의 회전과 발목의 회전을 얼마나 더 동원하느냐에 따라서 스쿼트가 되기도 하고 데드리프트가 되기도 한다. 즉 스쿼트와 데드리프트는 서로 다른 개념의 운동이 아니라, 앉고 일어서는 하나의 동작에서 움직임의 범위에 대해 명칭이 서로 다르게 붙여진 것이라 생각할 수 있다. 과학의 발전으로 200살까지 살게 되는 현실이 우리에게 주어진다면, 앞으로 150년 이상은 더 사용해야 할 지모르는 허리에 무리를 주지 말아야 한다.

데드리프트를 통해 바르게 서는 방법을 학습하고, 척추 기립근의 과도한 사용을 낮추어 허리의 불필요한 사용을 줄이고 고관절을 발달시키는 운동 방법을 제대로 배우도록 하자.

사진과 같은 동작을 수행하는 과정에서 대둔근에 몰입된 자극은 무게를 점차 높여가는 과정에서 운동이 지속되어도 허리에 부담이 현저하게 줄어드는 것을 체감할 수 있다. 직접 해보면 이해할 수 있을 것이다.

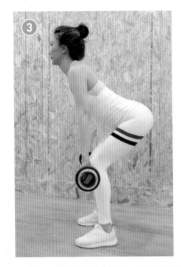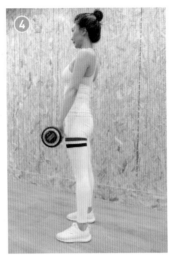

▲ 부분 가동범위를 이용한 고관절 강화 운동

VS

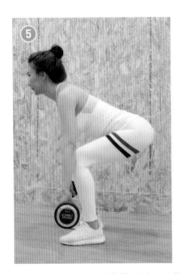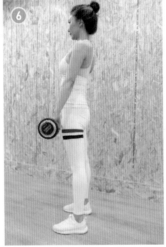

▲ 전체 가동범위를 이용한 체간 굴곡/신전 운동

정리하면, 데드리프트는 두 가지의 목적으로 진행한다.

하나는 부분 가동범위를 이용하여 고관절의 효과적인 발달을 이루고자 하는 것이고, 또 하나는 더 큰 가동범위를 이용하여 전신 근력의 향상과 체력적 발달을 이루고자 하는 것이다.

데드리프트를 꾸준히 하면 일상생활에서 바닥에서 물건을 들고 일어서는 동작이 부드러워진다. 고관절의 강력한 힘을 이용하여 스쿼트, 파워 레그 프레스, 핵 스쿼트와 같은 고중량 훈련에서도 고관절이 안정적으로 동작을 유지할 수 있게 된다. 바닥에서 물건을 들거나 상체를 숙이는 동작과 펴는 동작을 올바르게 할 수 있게 해주는 이 운동을 통해 생활에서 이와 비슷한 동작이 요구될 때 안정적인 척주의 움직임과 구조를 유지할 수 있다.

51 본격적인 광배근 운동

Section 01 보편적인 랫 풀 다운(Lat Pull Down)

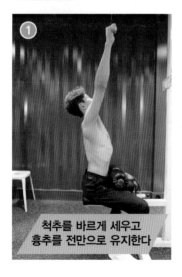

척추를 바르게 세우고
흉추를 전만으로 유지한다

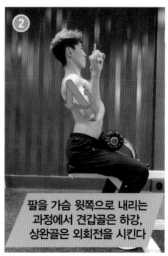

팔을 가슴 윗쪽으로 내리는
과정에서 견갑골은 하강,
상완골은 외회전을 시킨다

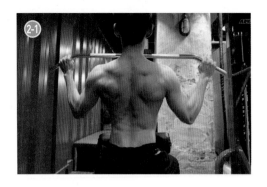

랫 풀 다운이라는 용어는 광배근을 위에서 아래로 당긴다는 뜻을 담고 있다. 여기서 랫(Lat)은 광배근(Lattisimus dorsi)의 약자이다. 내/외복사근과 복횡근 그리고 복직근이 허리의 앞쪽에서 복대와 같은 역할을 통해 허리의 안정성을 높여주는 근육이라면, 광배근은 허리 뒤쪽에서 흉/요추부를 세워주는 근육이라 이해할 수 있다.

광배근은 구조상 허리의 아랫쪽에서 팔로 올라가는 과정을 척주면을 따라서 대각선 구조에서 수평적구조의 방향을 가지고 있다. 광배근은 사선에서 허리의 신전과 어깨의 하강작용이라는 동작을 통해 척주의 정상적인 전만 각도에 대한 힘을 효과적으로 유지할 수 있도록 해주고, 요추부의 안정성에 기여하는 근육이다.

앞서 설명한 대로 허리는 몸의 앞쪽 또는 옆쪽과 같이 특정 부위를 지칭하는 것이 아닌, 전체 둘레를 의미한다. 그러므로 앞쪽과 뒤쪽 근육의 균형은 허리 전체의 균형을 말하는 것이며, 허리의 전체적인 움직임에 있어서 매우 중요한 사항이다.

랫 풀 다운에서 가장 중요한 것은 견관절의 움직임인데, 팔과 어깨의 움직임을 이용하여 광배근을 발달시켜야 하기 때문이다. 통상적으로 랫 풀 다운을 실시할 때 고관절 굴곡에 대한 신전과 견관절의 내회전을 이용하여 실시하게 된다. 그러나 이러한 방법을 조금 바꿔 고관절은 앉아 있는 자세 그대로 팔을 당기는 과정에서 수직으로 내려올 때 견관절을 광배근에 외회전과 내회전 동작으로 변경한다면, 견갑골의 전인과 하강 과정을 통해 보다 높은 자극을 줄 수 있다. 이렇게 형성된 자극은 광배근의 발달과 직결된다. 발달된 광배근은 흉/요추부의 안정성으로 이어진다.

견관절의 외회전을 이용하는 자세는 광배근을 보다 집중적으로 자극하기에 용이하다. 무리하게 상체를 뒤로 젖히지 않아도 높은 자극을 전달할 수 있기 때문이다. 더불어 자세를 잡는 과정에서 허리를 과도하게 젖히는 과신전 자세에 대한 부담 또한 줄일 수 있다.(허리를 너무 뒤로 젖히는 동작은 광배근보다 척추 기립근과 요근에 더 높은 자극을 전달한다.)

사진과 같이 다리를 고정하고 운동하는 가운데 가장 먼저 자극받는 근육이 무엇일까? 통상적으로 팔이나 등, 허리라고 표현하지만 사실은 장요근이 가장 먼저 힘을 받게 된다. 이는 허리의 1차적 안정성이 유지되지 않으면, 허리 통증이 높아질 수밖에 없음을 시사한다. 랫 풀 다운을 실시하기 전, 사전 운동으로 스파이더 워킹을 진행하여 허리의 안정적인 신전을 위한 고관절의 신전 운동을 수행하면 좋다.

사진과 같이 진행하는 방법은 허리가 안 좋은 사람들에게는 사실 부담이 되기도 한다. 가만히 살펴보면 양 발이 몸 앞쪽에 위치된 상태에서 허리를 펴고 앉은 모습이다. 허리가 불편한 사람에게는 앉아서 허리를 세우도록 요구하는 각도까지 펴는 동작 자체가 부담이 될 수 있다. 앉아있는 자세는 고관절이 굴곡된 자세이기 때문에 허리가 펴지는 동작보다 구부러지는 동작이 더 쉽게 적용된다. 이는 풀 다운의 자세가 교정될 필요가 있다는 이야기가 된다. 랫 풀 다운 시 다리를 몸 앞쪽에 두지 않고, 몸과 거의 수직에 가깝도록 고관절을 신전시키는 동작으로 적용하여 광배근을 자극하는 방법을 활용하면 효과적이다.

교정된 랫 풀 다운 자세

  등 운동을 효과적으로 진행하려면 흉/요추부의 전만을 이용하고 이를 효과적으로 만들 수 있는 동작을 이해해야 한다.

  사진에서 보는 것과 같이 고관절을 신전시키는 동작으로 풀 다운을 진행하여 광배근에 자극을 효과적으로 전달할 수 있는 구조적인 동작의 이해가 필요하다. 다리를 몸앞쪽으로 유지한 자세에서 상체를 뒤로 젖히는 고관절 굴곡에 대한 신전 자세보다 시작부터 고관절을 신전시켜 풀 다운을 실시할 경우 허리에 스트레스를 주는데, 본 자세는 고관절을 신전에 가까운 자세로 허리를 펴는 자세이므로 허리의 신전에 따른 불필요한 근력을 사용하지 않고 광배근의 자극을 더 힘 있게 전달할 수 있다.

  무게를 높여 풀 다운을 실시하는 경우, 앉은 자세에서 고관절을 더 크게 신전시켜 자극을 전달하는 동작으로 진행하기도 하는데, 이는 앞서 설명한 대로 과신전에 의한 허리의 과부하로 이어질 수 있으며, 추간판에 전달하는 스트레스 또한 높아질 수 있다.

  다리를 앞으로 유지하여 실시하는 고관절 굴곡에서 신전으로 사용되는 랫 풀 다운보다는 시작부터 고관절 신전 동작을 이용한 랫 풀 다운을 실시하여 요추부의 전만성 정렬을 효과적으로 유지하고, 팔을 당겨 내리는 동작에서 도르래의 수직적 힘을 이용하여 광배근에 가해지는 자극을 높이도록 한다.

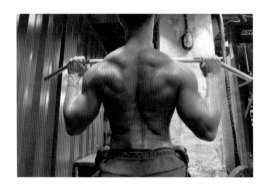

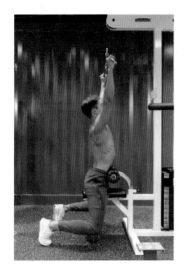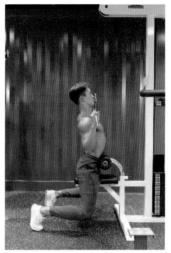

팔을 이용하여 등의 자극을 높여라

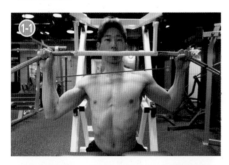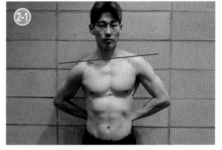

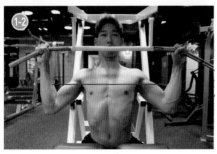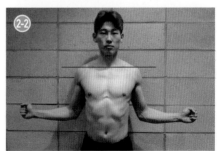

트레이너를 하다 보면 어깨에 불균형이 있는 고객을 자주 마주하게 된다. 이러한 불균형을 가진 고객과 랫 풀 다운을 진행하는 과정에서 양 쪽 어깨의 높이가 다른 경우들을 자주 본다.

❶의 사진은 의도적으로 내회전과 외회전의 회전각을 서로 다르게 만든 자세이다. 상완골의 각도가 서로 다를 때 운동 시 어깨 높이가 바뀌는 것을 확인할 수 있다.

❶의 두번째 사진은 양쪽 모두 외회전을 이용하였다. 양팔을 외회전시켰을 때 어깨 높이는 균형된 상태를 유지하게 된다.

이를 좀 더 극단적인 표현으로 보게 되면, 사진 ❷와 같이 팔을 허리 뒤로 뒷짐 지듯이(내회전) 넘기는 동작을 수행할 때 어깨의 높이가 높아지는 견갑골의 거상을 확인할 수 있다. 이때의 동작이 내회전을 이용한 동작이다.

반대로 사진 ❷의 두번째 동작과 같이 외회전으로 방향을 바꾸게 되면 어깨 높이가 양쪽 모두 균형적인 상태로 바뀌는 것을 확인할 수 있다. 즉, 어깨 높이의 불균형은 견관절이 얼마나 내회전을 하고 있느냐에 따라 결정되는 것이다. 운동에서 균형을 유지하는 것은 골격계의 안정성과 직접적인 연관이 있기 때문에 반드시 고려되어야 할 중요한 부분이다.

그렇다면 왜 랫 풀 다운을 실시하는 동작에서 외회전을 이용해야 할까? 바로 광배근의 자극을 높이기 위함이다. 광배근이 자극받는 동작의 구조를 살펴보면 다음의 두 가지로 나누어 볼 수 있다.

첫째, 외회전을 이용하게 되면 견갑골의 하강 동작을 효과적으로 유지할 수 있다. 견갑골이 하강되는 동작은 두 가지 방법으로 실시할 수 있다. 견갑골의 조정 능력을 이해하여 견갑골의 의도적인 움직임을 통해 실시하거나, 외회전을 이용하여 실시하는 방법이다.

우리의 고객들은 대부분 견갑골의 하강 작용에 대한 이해와 실행 능력이 부족한 것이 사실이다. 그래서 견관절의 외회전을 이용하여 견갑골을 하강시키기 되면 자연스럽게 광배근의 자극을 높이고, 고객은 본 동작을 상대적으로 손쉽게 체득하게 된다. 따라서 본 동작은 견관절의 균형과 광배근의 발달을 효과적으로 수행할 수 있는 동작으로써 적용될 수 있다.

둘째, 척추의 전반적인 전만 상태를 유지해야 한다. 흉/요추부에 대해서 전만 자세를 유지하는 것은 광배근에 자극을 높이는 아주 중요한 요소로 작용된다. 그러나 고객이 리운드 솔더가 있는 경우가 있기 때문에 흉추의 정상적인 전/후만 각도를 유지할 수 있는 스트레칭을 먼저 적용하고 난 후 등 운동을 실시해야 한다.

대부분의 고객은 체형적으로 안정적인 상태에서 생활하지 않는다. 예를 들어, 핸드폰을 볼 때 견관절을 외회전시키는 동작을 취하는 사람은 없을 것이다. 즉, 우리가 자유롭게 사용하는 팔이 어느 순간부터는 균형성을 잃어버리게 되고, 그로 인해 어깨 불균형이 자연스럽게 나타나게 되는 것이다. 이는 반드시 한 쪽 팔이 반대쪽 팔보다 상대적으로 더 많은 내회전을 하게 만든다. 이러한 불균형은 결국 어깨에 또 다른 불균형을 초래하게 된다.

따라서 랫 풀 다운이라는 기구에서 운동을 실시할 때 광배근을 효과적으로 사용하기 위한 방법 중 하나로 외회전을 이용하여 고객이 보다 쉽게 광배근의 동일한 자극을 양쪽에 전달받을 수 있도록 하기 위해 견관절의 방향을 조절하여 실시한다.

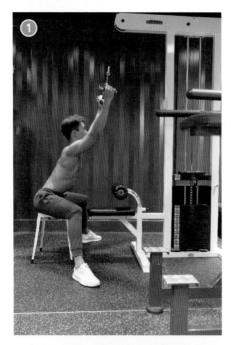

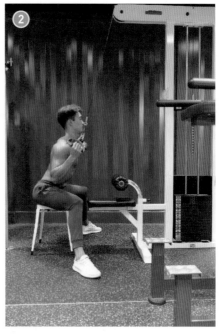

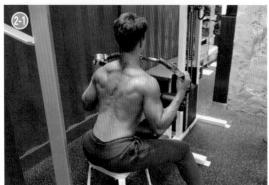

허리 통증이 있는 사람들은 허리의 안정성을 높여주는 광배근을 반드시 발달시켜야

한다. 랫 풀 다운 운동이 효과적이긴 하지만 랫 풀 다운 머신에 연결된 의자에서 실시

할 경우 운동을 하기도 전에 허리의 피로감과 불편함을 느낄 수도 있는데, 그 이유 중

하나는 다리가 모이는 과정에서 허리가 전만되어 점점 불편해지기 때문이다.

하지만 다리를 벌리고 하는 경우, 허리의 전만 각도를 유지하는 과정에서 척추가 받는 스트레스는 상대적으로 낮아지게 된다. 이는 허리의 움직임이 다리가 모이는 과정에서는 후만으로 이동되고, 다리가 벌어지는 과정에서는 전만 각도를 유지하기 용이해지는 원리 때문이다.

허리 통증이 있는 사람들의 경우 허리를 세워주는 근육의 힘(척추 기립근)이 정상인에 비해서 스트레스 내항점이 낮으며, 빠르게 피로감을 느낀다. 따라서 허리 근력을 사용할 수 있는 시간이 정상인에 비해 현저히 낮아지게 된다. 세수를 하거나, 상체를 숙인 상태에서 머리를 감거나, 허리를 숙이고 쪼그리고 앉는 동작과 같은 일상생활의 별것 아닌 동작에서도 빠르게 피로감을 느끼게 되는 것이다.

이러한 원인 중 하나는 바로 다리에 있다. 다리의 움직임은 허리와 직접적인 연관성을 가지고 있기 때문에, 다리의 충분한 유연성과 근력이 유지되어야 허리에 과부하가 걸리지 않게 된다. 앞서 설명한 대로, 광배근의 자극 포인트는 흉/요추부의 전만과 견관절의 외회전 동작이라 설명하였다. 이 두 가지의 포인트를 적용하여 실시한다면 다리를 벌리고 실시하는 자세를 통해 허리에 전달되는 피로감은 낮추고, 광배근의 발달을 통해 기능을 향상시켜, 척추 기립근의 독립적인 사용에서 광배근의 협력적인 사용으로 척추의 안정성을 높여줄 것이다.

앞서 설명한 고관절을 신전시켜 진행하는 동작에서 허리에 부담이 되는 고객이 있다면, 본 동작이 광배근을 발달시킬 수 있는 또 하나의 방법이 될 수 있다. 고관절 굴곡에 대한 기능이 우세한 경우 앞선 동작과 같이 자세가 형성되면 허리의 과도한 전만이 일어날 수 있다. 따라서 처음부터 고관절의 신전으로 가는 방법보다는 외전 동작으로 바꿔줌으로써 허리의 전만각도를 효과적으로 유지할 수 있도록 다리의 움직임을 조절하여 실시하는 방법을 추천한다.

바른 등을 위한 비하인드 랫 풀 다운(Behind Lat Pull Down)

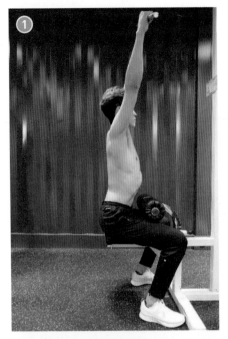
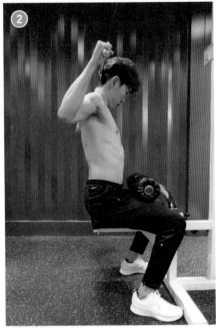

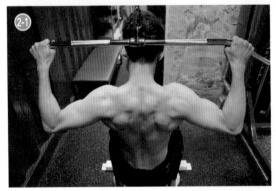

랫 풀 다운 운동은 머리를 기준으로 앞쪽으로 진행하는 동작과 뒤쪽으로 진행하는 동작의 두 가지로 구분할 수 있다. 이중 허리 하부 발달 또는 등의 상부 발달이라는 각각의 목적에 맞게 선택하여 진행할 수 있는데, 머리의 앞쪽에서 진행할 경우 광배근에 자극을

전달하기에 용이하지만, 머리의 뒤쪽으로 내리는 랫 풀 다운 운동 시에는 대원근(광배근과 함께 작용하는 근육)이라는 근육을 포함하여 등 상부의 전체적인 발달에 효과적이다. 대원근을 발달시키는 방법으로 진행할 때에는 광배근보다 내회전의 각도로 실시해야 한다. 따라서 목 앞쪽 보다는 목 뒤쪽으로 실시하는 방법이 등 상부의 발달을 높이는 운동이 된다.

광배근은 흉요건막과 연결되어 있는데, 흉요건막이 장골능이라는 골반을 연결하고 있어 견갑골의 하강과 견관절의 적절한 신전 동작으로 이루어질 수 있지만, 대원근은 견갑골과 상완골을 연결하고 있어 광배근에 비해 더 큰 신전과 내회전의 각도가 유지되어야 자극 지점을 높일 수 있다.

또한 비하인드 랫 풀다운의 운동 효과는 허리보다 흉추부라고 하는 몸통의 자세를 올바르게 유지하는 데 더 중요한 역할을 담당한다. 일상생활의 상체를 숙이는 과정에서 등이 정상적인 각도보다 많이 굽은 사람들을 보게 되는데, 이러한 등을 스웨이 백(Sway Back)이라고 한다. 랫 풀 다운을 목 뒤로 실시하는 동작은 견갑골을 척추뼈 가까이로 모으고, 견관절이 내전되는 동작을 통해 흉추부의 전만동작을 유도하여 흉추부를 과도한 후만에서 전만으로 이동시키는 작용을 해준다. 이 동작을 수행할 때 가슴을 충분히 펴고 손으로 잡고 있는 바가 머리 뒤로 부드럽게 내려가도록 실행해야 효과가 좋다.

문제는 사진과 같은 동작으로 진행했을 때 머리를 숙이면 불필요한 스트레스가 목에 전달될 수 있다는 점이다. 그래서 이 동작을 앞선 고관절 신전 동작으로 자세를 바꾸어준다. 케이블의 각도가 머리 뒤로 넘어갈 때 대각선이 아닌 수직 방향으로 기준을 잡음으로써 목의 부담을 최소화하고, 등 상부에 효과적인 자극을 전달할 수 있다.

비하인드 랫 풀 다운의 새로운 동작

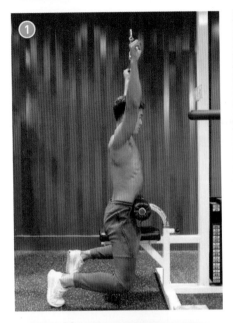

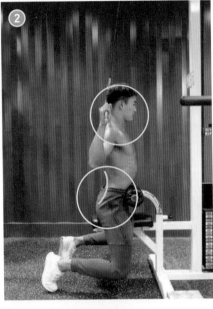

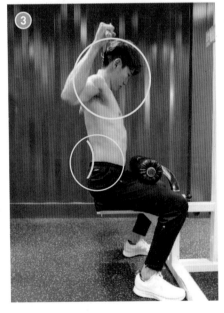

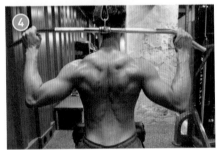

사진의 ❷와 ❸동작을 비교해봤을 때, 허리의 전만 각도와 목의 굴곡 각도가 차이 나는 것을 볼 수 있다. 건강한 사람의 경우 이렇게 작은 차이는 한두 번 정도의 운동으로 문제가 되지 않는다. 다만 장기적으로 운동을 진행하고 무게가 증가됨에 따라 평소 목이 좀 불편하다고 하는 고객들에게 비하인드 랫 풀 다운을 진행시키면 바로 목이 불편하다고 말한다. 그래서 새로 적용되는 동작을 통해서 목의 불필요한 굴곡(숙이는 동작)을 줄이고, 허리의 정상적인 전만 각도를 찾는 과정에서 등 상부에 자극을 충분하게 전달할 수 있도록 하는 방법을 추천한다.

Section 07 흉부/요부의 안정성을 향상시키는 바벨 로우(Barbell Row)

바벨 로우는 광배근의 발달을 통해 허리의 전만을 안정적으로 유지하기 위하여 실시하는 동작으로, 흉부 및 요부의 안정성을 높여주는 효과가 있다.

다만 고관절을 일정 각도로 굴곡시키는 동작이 수반되어야 한다.

아울러 허리가 약하거나 손상된 고객들에게는 본 동작을 추천하지 않는다. 고관절 굴곡에 대해 일정각도를 유지해야 하는 자세가 오히려 허리 통증을 증가시키거나 불편함을 높게 만들 수 있기 때문이다. 그래서 이 운동을 하기 전에 반드시 해야 하는 운동 두 가지가 앞서 설명된 크로스 런지와 데드리프트이다.

크로스 런지를 통해 고관절의 직접적인 안정성을 증가시키고, 고관절의 굴곡과 신전을 이용하여 허리의 전만을 효과적으로 유지할 수 있는 데드레프트를 통해 요추부의 안정성을 높이는 사전 운동이 반드시 실시되어야 한다.

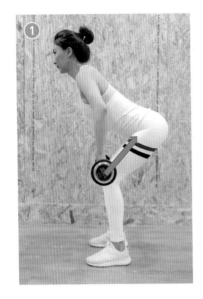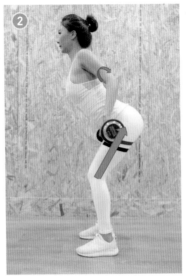

바벨 로우는 고관절 굴곡 동작에서 일부 신전동작을 통해 요추부의 신전과 더불어 견갑골의 전인에 대한 견관절의 신전과 견관절 내전에 대한 동작을 동시다발적으로 일으키는 과정이 광배근의 발달을 통해 요추부의 전만 및 신전 안정성을 향상시키는 운동이다. 그러나 대부분의 고객들은 무게를 높게 들어야 광배근의 힘이 좋아지고 발달된다고 생각한다. 정확한 자극 방법을 익히지 못한 고객들에게 무게를 높이는 것은 오히려 역효과가 되므로, 무게에 의한 자극보다는 자세를 통한 자극에 더 집중하고 광배근에 정확한 펌핑감을 체감하는 것을 목표로 실시해야 한다. 아울러 처음부터 무게에 집중하여 운동을 실시하게 되면 광배근보다는 어깨 뒤쪽(후면삼각근)으로 힘이 더 많이 전달되므로 자세에 집중하여 광배근의 정확한 수축과 이완에 대한 느낌을 체득해야 한다.

바벨 로우는 고관절의 굴곡과 허리에 신전 동작을 이용하여 견관절을 신전시키는 동작으로 진행된다. 그러나 단순히 견관절 굴곡에 대해서 신전으로 가는 동작이 아닌, 상대적인 외회전과 더불어 내전 동작을 포함하여 진행한다면 광배근에 효과적인 자극을 전달할 수 있다.

사진 ❶은 통상적으로 실시하는 동작으로써 견관절 신전과 주관절(팔꿈치) 굴곡 동작을 이용하여 광배근 운동을 실시하는 동작인 반면, 2번 사진은 견관절의 외회전을 이용한 신전과 내전동작을 통해 광배근의 자극을 전달하는 방법이다.

여기서 중요한 것이 바로 광배근의 방향이다. 광배근을 발달시키고자 하는 방향이 대각선 방향이라는 점을 고려한다면, 사진 ❶의 방향이 광배근의 수축이 더 잘되겠는가, 아니면 사진 ❷의 방향이 더 수축이 잘되겠는가? 직접 진행해본다면 어떤 방법이 효과적인지 이해할 수 있을 것이다.

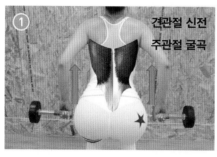

▲ 통상적으로 사용하는 견관절 신전과 주관절 굴곡을 이용한 바벨 로우 동작

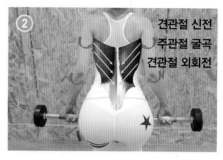

▲ 견관절 신전과 주관절 굴곡 그리고 견관절의 외회전 동작을 이용한 바벨 로우 동작

Section 08 | 앉은 동작 시 허리를 지지해주는 시티드 로우(Seated Row)

허리를 바르게 세운다는 것은 생활에서 아주 중요하다. 바닥에 앉거나, 의자에 앉아서 허리를 바르게 펴고 앉는 동작을 유지하려면 허리의 힘만으로는 부족하다. 시티드 로우는 앉아서 허리를 세워주는 등 운동이다. 여기서 핵심은 시티드로우가 가진 자세의 특성인데, 의자에 앉아 있는 자세와 같이 무릎의 90도 굴곡을 이용한 동작이 아닌 상대적으로 고관절의 굴곡을 더 많이 강조하고 무릎을 신전 상태로 유지하여 운동이 진행된다. 이 자세가 유지되기 위해서 필요한 두 가지 요소가 햄스트링의 유연성과 골반의 최대 전방회전이다. 대부분의 일상생활은 고관절의 후방경사와 무릎의 90도 굴곡 각도의 유지로 의

자에 앉은 자세가 유지된다. 그러나 시티드 로우와 같이 의자에 앉는 형태의 운동을 진행할 경우 햄스트링과 고관절의 회전에 문제가 있는 고객들은 대부분 광배근의 자극을 느끼지 못하고 어깨부위에 더 높은 자극을 경험한다. 허리의 위치도 골반의 최대 회전에 의한 전만 형태의 정렬이 아닌, 후만 형태의 자세로 바뀌게 되고, 후만의 형태를 만들지 않기 위해 고관절을 굴곡시키는 동작이 아닌 신전시키는 동작으로 마치 뒤로 비스듬히 누운 동작으로 실시하게 된다. 더불어 햄스트링은 허리 근육과 아주 밀접한 연관성을 가지고 있다. 특히 시티드 로우 시 양 발을 발판에 위치하여 허리의 전만 자세를 잡을 경우 햄스트링의 단축으로 인해 골반이 후방경사로 유지되고 그로 인해 허리의 후만 동작이 형성된다. 만약 고객의 햄스트링이 지나치게 짧다면 반드시 햄스트링을 충분하게 이완시켜 운동에 필요한 가동범위를 확보하고 이를 통해 광배근에 자극이 효과적으로 전달될 수 있도록 해야 한다.

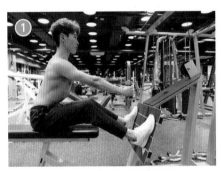

▲ 골반의 최대회전과 함께 실시되는 동작

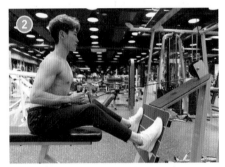

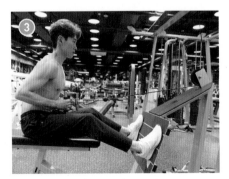

▲ 너무 멀리 앉아서
실시할 시 허리가 후만이 되는 동작

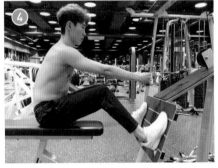

▲ 햄스트링의 단축과 스트레칭
부족으로 인해 허리가 후만이 되는 동작

사진 ❸을 보게 되면, 다리를 너무 길게 뻗고 앉아 허리를 세우기 어려운 자세임을 알 수 있다. 또한 팔을 너무 뒤로 끌어당겨 어깨가 지나치게 내회전하여 광배근보다는 후면삼각근에 자극을 더 높게 전달하게 된다.

또한 햄스트링의 단축은 사진 ❹와 같이 골반의 좌골부를 끌어당겨 후방 경사로 만들게 된다. 골반의 후방 경사는 흉부와 요부의 전만 각도를 유지하기 어려운 상태가 되어 결과적으로 사진 ❸과 ❹는 요추부의 후만으로 인해서 추간판의 불필요한 압력을 제공하여 허리의 부담이 되는 운동이 되었다.

운동은 외부의 저항을 이용하여 내 몸에 자극을 넣는 과정이라 생각해야 한다. 그러나 먼저 외부의 저항을 받을 준비가 되어있지 않다면 몸은 공격을 받게 된다. 그래서 자세가 중요한 것이다. 효과적인 발달을 이룰지, 아니면 내 몸을 공격하게 만들지는 바로 자세에 달려 있기 때문이다.

Section 09 ## 회전 안전성을 위한 원 암 덤벨 로우(One Arm Dumbbell Row)

원 암 덤벨 로우의 목적은 광배근을 편측 발달시키는 것이다. 기존의 원 암 덤벨 로우가 견관절의 굴곡과 신전을 통해 광배근을 발달시키는 구조였다면 새로 적용되는 동작은 몸통을 회전시켜 광배근의 자극과 더불어 회전 안전성을 향상시키는 방식이다.

바벨 로우와 원 암 덤벨 로우의 차이를 분석해보면 바벨 로우는 견관절의 외회전과 신전 그리고 내전 동작을 이용하여 광배근의 발달과 두께를 증가시키는 운동이라 볼 수 있고, 원 암 덤벨 로우는 회전을 통해 광배근의 더 큰 단축성 수축을 이용하여 두께감을 개별적으로 수행하는 과정에서 몸통의 회전 기능이 수행될 때 안정성을 높이는 운동이라 볼 수 있다.

원 암 덤벨 로우는 일상생활 또는 스포츠 활동 중에 발생하는 신체의 회전 동작에 대해서 허리의 안정적인 회전 반경을 만드는 데 효과적이다.(골프, 탁구 등)

광배근은 인체에서 가장 많은 관절 연결구간을 가진다. 흉추 7번에서부터 거의 모든 요추의 극돌기 건막과 천추에 부착하여 장골능 후방을 지나 늑골 10, 9, 8번(때에 따라서 7번까지 연결되는 경우도 있음)과 견갑골의 하각을 거쳐 대원근을 감싸고, 결절간구라는 상완골두의 대결절과 소결절 사이를 연결한다. 흉추부, 요추부, 천골, 장골, 늑골, 견갑골, 상완골을 포함하여 6개의 관절을 연결하는 근육인 것이다. 그만큼 광배근은 허리에 뒤쪽에서 중요한 역할을 수행한다.

광배근이 이렇게 많은 관절에 영향을 미친다는 것은 허리를 신전하고 유지하는 데 있어 아주 중요한 근육이라는 의미이다. 허리의 다양한 움직임에서 발생되는 힘을 효율적으로 사용하는 것이 광배근의 역할이라는 것도 유추해볼 수 있다. 하지만 생활 속에서는 광배근을 제대로 사용하지 못하고, 결국 퇴행하게 만든다.

광배근의 퇴행과 약화는 허리의 전만 안정성을 떨어뜨린다. 광배근이 함께 수행해야 하는 요추 전만의 안정성을 척추 기립근이 독립적으로 떠맡으며 허리 하부에 지속적인 스트레스와 피로감을 주는 상황이 발생된다. 특히 라운드 숄더의 경우 광배근이 수축하는 기능과 정반대의 활동을 하게 되어 의자에 앉아서 컴퓨터를 하는 것만으로도 광배근 발달을 저하시키는 원인이 된다. 여성의 경우 브래지어로 인해 지속적으로 압박받는 환경이 광배근의 기능을 떨어뜨리는 원인이 되므로, 잠을 잘 때는 반드시 브래지어를 풀고 자야 한다.

또한 광배근은 다른 근육과 달리 흉요건막이라는 아주 두껍고 튼튼한 건막에 의해 연결되어 있다. 광배근이 연결된 흉부와 요부 그리고 천추와 장골능 부위에는 근육이 아닌 건막이 연결되고, 그 바깥쪽으로 광배근이 건막과 함께 연결 구간을 가지고 있다. 따라서 광배근에 효과적인 자극을 주기 위해서는 흉요부의 전만을 위해 잡는 기본 자세가 가장 중요하다. 간혹, 등을 과도하게 숙여서 광배근의 길이를 최대로 이완시켜 운동을 진행하는 경우가 있는데, 광배근만을 위한 운동은 추천하지 않는다. 이는 광배근의 과도한 이완성 긴장을 통해 운동의 자극을 높일 수 있는 구조가 되지만, 흉요건막의 이완이 동반되는 과정에서 건의 취약점이 나타난다. 건과 인대는 의지로 늘리거나 줄일 수 없다. 그러나 근육의 최대길이 보다 큰 가동범위가 요구될 때 건과 인대는 강제적으로 힘을 발현하는 '수동장력'이 발생되며, 이러한 상태는 관절의 불안정성으로 이어질 수 있음을 기억해야 한다. 이 동작은 스트레이트 로우와 같이 무게를 이용하지 않고 자세를 잡는 동작만으로도 가능하다.

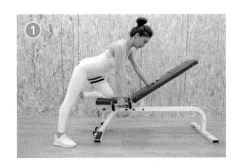

나는 원 암 덤벨 로우를 실시할 때 수평 각도보다는 인클라인 각도를 선호하여 운동을 진행한다. 그 이유는 회전의 기능을 수행하기 위해서 플랫 벤치가 아닌 인클라인 벤치의 각도를 통해 흉/요부의 안정적인 전만 자세를 유지하여 회전을 진행할 때 더 높은 자극을 전달할 수 있기 때문이다.

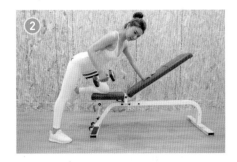

회전을 이용하여 실시하는 광배근 운동은 광배근의 깊숙한 곳에 있는 흉요건막까지 그 자극을 전달하여 광배근의 두께와 넓이의 효과적인 발달을 이루는 데 적합한 운동으로 적용될 수 있다. 본 동작의 핵심 중 하나가 회전할 때 고객의 목 방향도 함께 회전하여 트레이너와 마주 본다는 생각으로 진행해야 흉부와 요

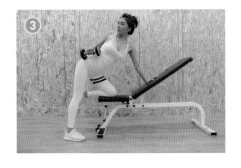

부의 회전력을 좀 더 높일 수 있다. 물론 마주 보는 가운데 고객과 더 가까워질 수 있는 계기도 될 것이다.

흉부와 요부의 전만 자세에 불리한 플랫 벤치

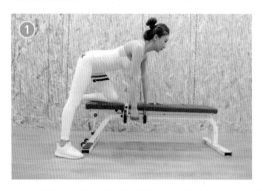

▲ 인클라인에 비해 플랫 벤치에서는 허리의 전만각도를 형성하기 어렵다.

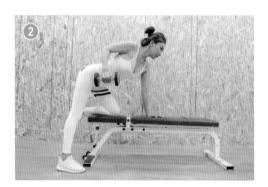

▲ 강제로 전만 각도를 형성한다고 하더라도 회전을 이용하여 광배근의 깊숙한 곳까지 자극하기 어렵다.

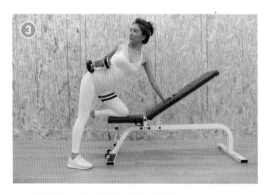

▲ 2번 사진과 3번 사진의 회전 차이를 볼 수 있다.

사진만 보더라도 플랫 벤치가 인클라인 벤치보다 회전하기 어렵다는 것을 확인할 수 있다. 만약 회전이 아닌 굴곡과 신전 동작만을 수행한다면 플랫 벤치 프레스를 이용하는 것도 하나의 방법이라 할 수 있겠지만 회전을 이용하여 광배근에 깊은 자극을 전달하고자 한다면 인클라인 벤치의 각도를 이용하는 것을 추천한다.

덤벨 운동과 바벨 운동의 차이는 덤벨 운동이 바벨 운동에 비해 큰 각도를 이용하여 더욱 세밀한 자극을 전달할 수 있다는 점인이다. 이러한 장점을 적극 활용하기 위해 덤벨 운동을 실시하는 것이다. 플랫 벤치에서 회전을 이용하려고 강제로 요추의 전만 각도를 찾는다고 하더라도 상체를 회전하는 데 제한이 생기므로 광배근의 깊숙한 곳까지 충분한 자극을 전달하기에는 어려움이 있으며, 광배근의 자극을 높이기 위해 반드시 수행되어야 하는 견갑골의 하강능력도 플랫 벤치보다 인클라인 벤치에서 훨씬 더 용이하게 발휘된다.

새롭게 적용된 동작을 통해서 광배근에 새로운 느낌을 전달받는 데 집중해보자. 충분히 만족할 것이다.

52 / 등 운동 후의 셀프 근막 스트레칭

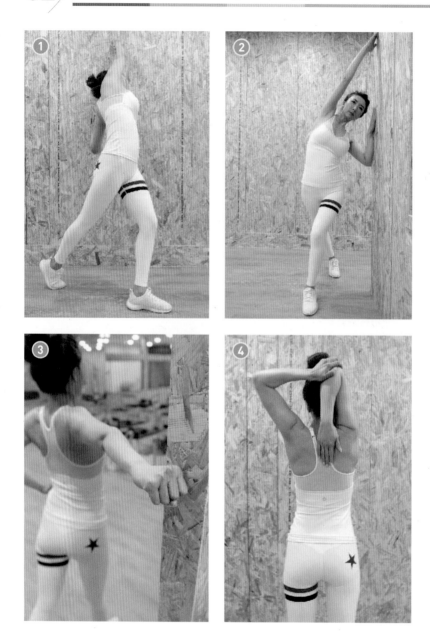

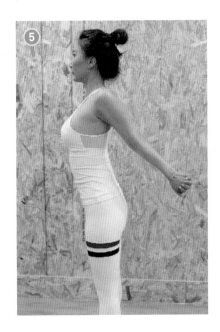

memo

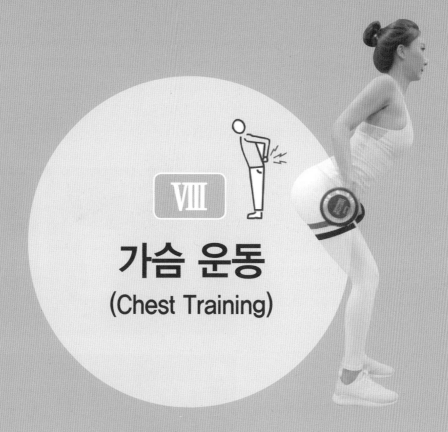

VIII

가슴 운동
(Chest Training)

우리의 일상생활은 흉부가 정상적인 범위를 넘어 과도하게 후만되거나 흉추부의 움직임을 최소화시키는 활동이 연속되는 패턴을 갖고 있다. 가슴 운동의 목표는 생활 속에서 움직임이 부족한 흉부의 전만성 움직임을 가동시켜 흉부의 과도한 후만이 요추부의 불필요한 후만 동작으로 이어지지 않도록 하는 것이다. 가슴 운동 방법을 통해 어깨의 회전 방향에 따른 이해와 흉부의 움직임을 숙지하고, 결과적으로 허리의 안정성을 도모할 수 있을 것이다.

53 / 사전운동

비하인드 프레스를 통해 회전근개의 외회전에 대한 안정성을 확보하고 풀 다운을 통해 흉추를 전만화시켜 광배근을 발달시키는 과정은 벤치 프레스의 흉부와 어깨에 대한

방향성과 일치된다. 더불어 흉부
의 전만을 이용하고 견갑골의 전
인 동작을 통해 발달되는 시티드
로우는 견갑골의 전인 동작과 팔
꿈치를 구부리고 펴는 굴곡과 신
전 동작이라는 면에서 벤치 프
레스 자세와 일치되는 부분이 많
다. 그래서 시티드 로우에서 요
구되는 견갑골의 고정된 위치 사
용을 통해 벤치 프레스를 실시하
는 가운데 고정되어야 하는 견갑
골의 위치를 사전에 학습하기 위
해 비하인드 프레스와 랫 풀 다
운, 시티드 로우를 진행하는 것
이다. 벤치 프레스 동작에서 견
갑골의 고정 안정성을 높여야 하
는 이유는 운동 시 견갑골의 움
직임이 어깨 손상과 밀접하게 연
관되기 때문이다.

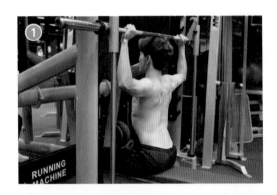

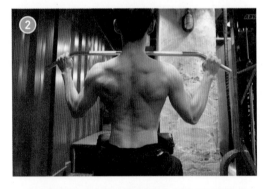

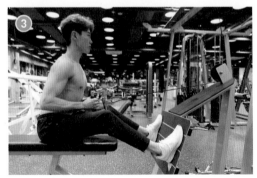

　사전 운동을 할 때 조심해야

하는 것은 무게의 적용이다. 무게를 설정할 때 약 30~50회 시행할 수 있을 정도의 무게로 설정하여 지구력이 강한 근육의 활성을 돕도록 해야 한다. 골격계의 안정성은 속근처럼 순간적으로 큰 힘을 내는 근육 섬유가 아니라, 지구력이 강한 지근의 섬유들로 인해 안정성을 확보하므로 반드시 30~50회, 혹은 그 이상을 반복할 수 있는 무게로, 충분한 반복을 통해 워밍업을 해야 한다.

54 펙 덱 플라이

Section 01 흉부를 열어주는 펙 덱 플라이(Pec Deck Fly)

펙 덱 플라이는 흉부의 확장 능력을 향상시켜 일상생활에서 제한된 흉부의 움직임을 가동화 할 목적으로 진행된다. 더불어 어깨 운동에서 이야기했듯이 대흉근의 충분한 이완은 사이드 레터럴 레이즈와 같은 외전 동작이나 비하인드 프레스와 같이 팔을 머리 위로 충분하게 뻗는 동작에서 완성도를 높여준다.

고객들의 생활 패턴은 팔이 가슴과 가까이 있는 상태에서 하는 동작이 상당 부분을 차지한다. 즉, 팔을 머리 위나 옆으로 충분하게 들어올릴 일이 거의 없다는 뜻이다. 이러한 동작은 가슴 근육을 몸쪽으로 긴장시키게 되며, 지속되는 기간이 길어질수록 가슴 근육이 팔을 끌어당겨 어깨가 앞으로 굽는 라운드 숄더와 같은 체형의 불균형을 야기하게 된다.

펙 덱 플라이를 통해 일어나는 가슴 수축과 이완은 수평 외전과 내전의 움직임으로 (팔을 가슴높이로 들어 옆으로 벌리고 모으는 동작), 흉부의 안정된 가동 범위를 유지할 수 있게 해준다. 펙 덱 플라이를 벤치 프레스보다 먼저 진행하는 이유 중 하나는 외전과 내전 동작에 대한 사전 학습을 통해 상대적으로 무거운 무게로 진행되는 벤치 프레스에서 대흉근의 자극을 높이기 위해서다. 펙 덱 플라이에서 자극받은 대흉근은 벤치 프레스의 효과를 더 빠르게 체감할 수 있다. 또한, 단순관절 운동을 통해 다중관절 운동이 적용될 때 관절이 움직이는 방향을 효과적으로 사용하도록 하기 위함이기도 하다.

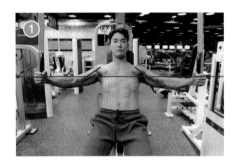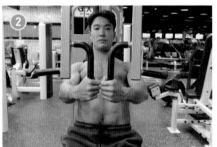

머신을 이용하여 실시하는 펙 덱 플라이 운동은 덤벨을 이용하는 방법보다 안정적인 자세를 통해 자극을 전달하기 용이하다. 다만 머신으로 실시하는 과정에서 많은 사람들이 의자의 높낮이를 어느 정도에 위치시켜야 하는지, 팔꿈치 각도를 얼마나 구부려야 하는지를 몰라 어려워한다. 따라서 운동에 들어가기 전 맨몸으로 자세를 연습할 필요가 있는데, 팔을 모으는 수축 동작 시 팔 안쪽에 항아리를 끌어안는다는 느낌으로 동그란 원을 그려준다면 좀 더 효과적으로 자세를 잡을 수 있다. 양팔을 옆으로 다 폈을 때는 약 20도 정도 팔꿈치를 구부리는 각도를 형성하여 진행하면 된다.

높이를 조절하는 방법은 사진과 같이 양손을 모으는 과정에서 집게 손가락의 위치가 대흉근 하부 선에 위치하도록 하면 가슴 근육에 전체적인 자극을 전달하기에 효과적이다. 사진 ❶의 자세를 보면 어깨에서 팔꿈치까지의 각도가 약간 아래쪽 대각선 방향임을 볼 수 있다.

만약 팔꿈치가 어깨와 수평이 되는 각도로 실시한다면 팔을 모으는 내전 동작과 벌리는 외전 동작에서 어깨는 내회전을 일으키게 되고, 이는 회전근개의 내회전성 스트레스로 이어진다. 이를 피하기 위해 팔꿈치를 어깨보다 상대적으로 낮게 위치시킨다. 팔이 내전되는 과정에서 어깨의 내회전을 상대적으로 줄여주고 대흉근 전체가 이완되

는 스트레칭의 핵심 동작으로의 형태를 유지하여 가슴 근육에 효과적인 자극을 전달할
수 있도록 한다.

보편적인 펙 덱 플라이 동작의 이해

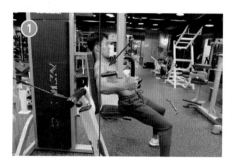 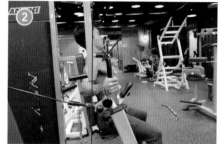

　사진 ❶과 사진 ❷의 어깨를 비교해 보자. 사진 ❶은 팔이 외전될 때 팔꿈치에 기준
을 두는 상태이며, 사진 ❷의 경우 사진 ❶에 비해 상대적으로 가슴을 좀 더 확장하기
위해서 외전의 각도를 크게 만든 동작이다. 어느 동작이 더 효과적일까? 바로 사진 ❶
의 동작이다. 만약 ❷의 동작으로 진행할 경우 ❶의 동작에 비해 어깨가 내회전되는 각
도를 더 크게 사용한다. 사진 ❷의 화살표를 보면 어깨가 앞쪽으로 굽어 있는 듯한 형
태를 갖게 된다. 가벼운 무게로 실시할 경우에는 상관이 없을 수도 있겠지만 무게가 점차
높아짐에 따라 어깨에 전달되는 스트레스는 높아진다.

　사진 ❶과 같이 수평 외전 시 어깨와 팔꿈치가 일치되는 각도만으로도 대흉근에 전
체적인 자극을 전달하기에 충분하다. 굳이 더 높은 자극을 전달하겠다는 목적으로 부
상과 근육에 손상이 우려되는 범위까지 운동을 진행할 필요는 없다. 고객들에게 적용
할 때는 넓은 운동 범위보다는 해당 운동이 전달하는 자극에 더 집중하도록 하여 가슴
근육에 충분한 펌핑과 자극을 전할 수 있도록 해야 한다.

덤벨 플라이를 실시할 때에도 본 동작을 기반으로 적용하여 과도한 외전을 피하면서도 가슴 근육에 충분한 자극을 전달하는 방법으로 진행해야 한다.

또한 의자에 앉아 있는 자세를 보면 사진 ❷는 엉덩이를 뒤로 딱 붙여서 앉아 있다. 통상적으로 고객들은 이러한 자세로 많이 진행한다. 그러나 이렇게 앉아서 진행할 경우 사진과 같이 가슴 전체 자극이 아닌 어깨와 대흉근의 일부에 자극이 더 많이 들어가게 된다. 따라서 플라이 동작을 머신으로 실시할 때는 엉덩이를 의자 중간에서 약간 앞쪽에 위치하도록 하여 비스듬하게 눕는 듯한 동작으로 진행해야 한다. 그래야 수평외전과 내전이 되는 과정에서 대흉근의 위치가 수평이 되어 효과적인 자극을 전달할 수 있다. 사진 ❶의 경우를 보면 대흉근의 위치가 사진 ❷에 비해서 상대적으로 대각선 상태인 것을 확인할 수 있다. 사진 ❶의 경우는 좀 더 수평에 가까운 동작으로 가슴이 들어올려져 팔이 모이는 과정에서 가슴 근육의 참여도를 전체적으로 높여주는 방향이다.

Section 03	**교정된 펙 덱 플라이 동작**

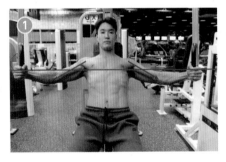
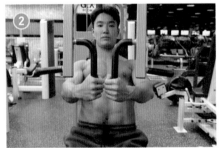

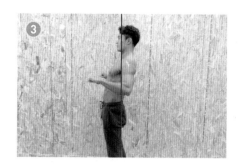

앞서 설명한 대로 엉덩이를 뒤로 붙이게 되면 가슴보다 어깨로 전달되는 자극이 더 높아질 수 있다. 엉덩이를 뒤쪽에 위치시킨 상태로 운동할 경우 가슴의 자극을 높이기 위해 의도적으로 흉부를 전만시키는 자세를 취하게 되는데, 문제는 어깨 뒤의 등받이로 인해 상체가 뒤로 밀려나가지 못하는 과정에서 이질감을 느끼게 된다는 것이다.

사진 ❸과 같이 흉부를 전만시키는 과정에서는 어깨가 상대적으로 엉덩이에 비해 뒤로 나가게 되어 있다. 따라서 엉덩이를 뒤쪽으로 바짝 붙여 동작을 실시하면 상대적으로 가슴의 자극을 떨어뜨리는 자세가 되는 것이다. 또한 엉덩이를 뒤로 바짝 붙여 실시하다 보면 흉부를 전만화시키는 과정에서 허리의 전만이 더 커지게 되고, 이는 허리의 불필요한 부담으로 작용하게 될 수 있음을 기억해야 한다. 엉덩이를 앞쪽에 위치시키고 등받이에 어깨를 기대서 몸을 약간 대각선으로 유지하여 실시하면 가슴 하부를 포함한 전체적인 발달을 위한 자극이 효과적으로 전달될 수 있다.

근육의 방향에 맞는 힘이 주어져야 자극을 높일 수 있다. 어느 머신을 사용하든 해당 근육이 발달되기 위한 각도로 사용해야 목표 근육에 자극을 적극적으로 전달할 수 있다. 단순히 운동을 많이 하고 무게를 많이 드는 것만으로는 목표로 하는 근육의 전체적인 발달을 이루기 어렵다.

간혹 열심히만 하면 몸이 좋아질 것이라는 이야기를 하는 분들을 보게 되는데, 열심히 한다고 모두가 좋아지지 않는 것을 보면, 아마도 열심히 하는 열정만이 효과적으로 몸을 만드는 기준이 되는 것은 아닌 것 같다.

55 프레스 운동

Section 01 대흉근의 펌핑을 위한 플레이트 프레스(Plate Press)

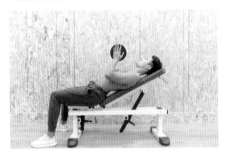 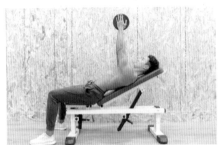

손바닥을 모아서 실시하는 플레이트 프레스 동작은 가슴 내측에 자극을 쉽게 전달하기 위함이며, 본 동작을 통해 대흉근에 추가적인 펌핑감을 유도하고 가슴 근육에 충분한 혈액을 공급하여 궁극적으로 대흉근의 발달을 가속시키는 운동이 될 수 있다. 더불어 덤벨 플라이와 이 동작을 병행하여 실시하고 난 후 벤치 프레스를 진행하면 보다 높은 자극을 효과적으로 유도할 수 있다.

이 동작은 모든 가슴 운동들과 연결하여 진행해도 손색이 없으며, 벤치 프레스와 같은 운동을 하고 난 직후 실시하면 추가적인 펌핑 효과를 느낄 수 있고, 흉부를 전만화하여 양손바닥으로 플레이트(원판)를 잡는 동작만으로도 가슴 근육에 힘이 전달되는 느낌을 경험할 수 있다. 가슴 앞 쪽으로 팔을 뻗는 동작을 통해 대흉근에 자극을 쉽게 전달할 수 있는 이유는 대흉근의 기능 중 하나가 벌어진 팔을 가슴 앞 쪽으로 내전하여 모으는 수평 내전의 기능이기 때문이다. 이를 응용하여 실시한다면 가슴 모양을 만드는 데 효과적으로 적용될 수 있다.

대부분의 고객은 가슴 근육의 자극이 어떤 느낌인지를 알지 못한다. 그래서 이 동작을 이용하여 가슴 근육이 충분한 자극을 받아 펌핑되는 것을 체감할 수 있도록 하면 모든 가슴 운동에서 어떤 느낌을 기준으로 운동해야 하는지 이해하고 적용할 수 있다.

견관절의 최대 굴곡을 만들어주는 인클라인 벤치 프레스(Incline Bench Press)

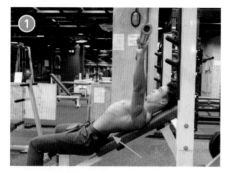
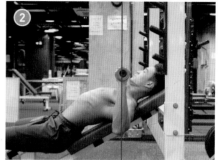
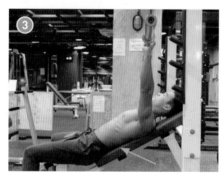
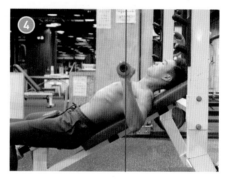

　가슴 운동을 진행하는 과정에서 나는 항상 인클라인 프레스를 먼저 진행하도록 유도한다. 이유는 각도 때문이다. 벤치 프레스는 상대적으로 내회전의 각도를 더 크게 사용하지만, 인클라인 벤치 프레스의 경우 벤치 프레스에 비해 상대적으로 큰 외회전 각도를 사용한다. 내회전에 의한 일률적인 운동은 회전근개에 내회전성 스트레스를 전달할 수 있다. 이 과정이 지속되면서 어깨의 정상적인 방향으로써의 관리가 부족해질 경우 어깨의 불편함 및 부상을 초래할 수 있다. 따라서 벤치 프레스를 실시하기전에 상대적으로 외회전된 인클라인 벤치 프레스를 실시하는 것은 내회전성 동작을 직접적으로 진행하는 것보다 좀 더 안정적인 방향 전환의 의미가 될 것이다. 이 동작을 진행하는 과정에서 흉부에 충분한 전만 각도가 형성되지 않으면 내려가는 과정에서 어깨가 내회전에 따른 스트레스를 받게 된다. 따라서 흉부에 충분한 전만각을 확보하여 진행해야 한다. 내려가는 과정에서는 팔꿈치가 바벨과 같이 수직 상태를 유지해야 한다.

간혹 가슴을 들어올리며 흉부에 전만 동작을 유지하는 과정에서 등 가운데 쥐가 난다는 분들이 있다. 본래 정상적인 흉부의 모습은 후만이라는 각도를 형성한다. 하지만 일상생활에서 컴퓨터 또는 의자에 앉아있는 동작이 정상적인 후만보다 더 큰 후만을 유지하게 되고, 장기간 후만 상태가 유지된 흉부는 과도 후만으로써의 움직임으로 고정된다. 이렇게 고정된 후만 동작 상태에서 벤치 프레스 또는 인클라인 벤치 프레스가 요구하는 흉부 전만 각도의 급작스러운 변화는 흉추부를 연결하고 지나가는 근육에 불필요한 압박을 주게 된다. 이 과정에서 쥐가 나는 현상이 생길 수 있다. 따라서 처음부터 무리한 흉부의 전만보다는 충분한 스트레칭으로 동작을 사전에 학습하고 난 후 운동이 진행되어야 한다. 운동 전 스트레칭을 반드시 하라고 하는 이유가 이러한 현상을 예방하기 위함이다.

또한 대흉근의 쇄골부는 팔을 머리 위로 뻗는 동작에서 180도 최대 굴곡 동작 시 대흉근의 쇄골부가 팔을 끌어당겨 완전히 펼 수 있도록 하는 역할을 수행하는데, 대흉근 쇄골부의 약화는 팔을 머리 위로 뻗는 동작에서 극상근의 독립적인 사용을 일으키므로 장기적으로 볼 때 극상근의 스트레스를 높이는 원인이 될 수 있다.

앞서 어깨 운동에서 인클라인 벤치 프레스를 사전 운동으로 실시해야 한다고 했던 이유가 이것이며, 우리가 진행하는 모든 운동에서 주동근(운동에서 메인으로 사용되는 근육)의 사용은 주변 근육이 도와주는 과정에서 효과적으로 발달할 수 있다. 단순히 하나의 발달만을 목표로 실시하는 운동이 되어서는 안된다. 다른 운동에서도 효과적인 운동 수행 능력을 향상시키기 위한 전체적인 이해를 가지고 실시해야 통합적 관절 기능 발달에 도움이 될 것이다.

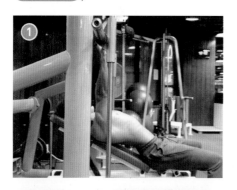

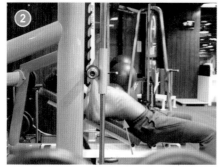

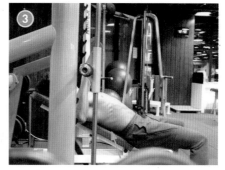

▲ 흉부 전만을 이용한 어깨의 외회전 안정성 | ▲ 부족한 전만 각도의 확보가 어깨의 내회전 운동을 유도하게 됨

앞서 설명한 인클라인 벤치 프레스와 마찬가지로 흉부에 충분한 전만을 확보해야 외회전 동작을 유지하기 용이하면서도 내회전에 의한 어깨의 부담을 줄일 수 있다.

사진에서 허리를 화살표로 보여주는 이유는 벤치 프레스 또는 인클라인 벤치 프레스에서 흉부의 부족한 전만은 요부의 정상적인 전만이 확보되지 않기 때문에 나타난다는 것을 보여주기 위한 것이다. 이는 굽은 등이 허리에 어떤 영향을 미치는지를 설명해주는 것이기도 하다.

스미스 머신을 사용하는 이유는 여러 가지가 있겠으나, 우선 무게에 대한 조정 능력이 부족한 고객 또는 운동을 처음 실시하는 고객들이 겪기 쉬운 중심 유지의 불안정성을 줄이고, 밀고 내리는 상대적으로 단순한 방법으로 안정된 자극을 가슴에 전달받도록 하기 위함이다. 다만 고정된 바벨의 특성상 바벨을 좌우로 움직이지 못하기 때문에 벤치에 눕는 위치의 정확도가 요구된다.

흉부 전만을 통해 허리의 전만을 유지하기 위한 벤치 프레스

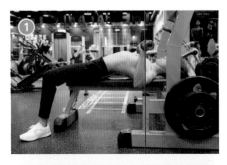
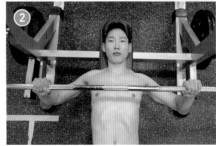

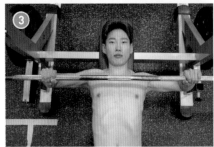

벤치 프레스는 근력 운동의 3대 동작으로, 누구나 한 번 정도는 해봤을 가장 널리 알려진 운동 중 하나이다. 통상적으로 대흉근의 발달을 목적으로 실시하는데, 대흉근이라는 가슴 근육은 체형적인 측면에서나 운동 효과적인 측면에서 매우 중요한 근육이다.

사진 ❶과 같이 벤치 프레스를 실시할 때는 흉부에 전만 자세를 유지해야 하는데, 흉부의 전만은 허리 전만 각도를 효과적으로 유지할 수 있도록 도와줌으로써 과도한 후만으로 이어지기 쉬운 흉부의 변화를 조절하는 역할을 한다. 또한 흉부의 충분한 전만 각도는 어깨가 내회전으로 인해 받는 스트레스를 줄이는 방법이기 때문에, 벤치 프레스에서 흉부의 전만은 어깨의 안정성이라는 측면에서 매우 중요한 요소라 볼 수 있다.

종종 고객들의 체형을 보면 일상생활에서 흉부가 정상적인 후만이 아닌, 과도한 후만 상태로 유지되는 경우가 있다. 주로 의자에 앉아서 하는 생활에서 어깨가 구부러지는 라운드 숄더와 같은 증상이 굳어져 흉부의 후만 동작을 더 쉽게 만든 것이다. 일상생활에서 굳어진 흉부의 과도한 후만 동작은 등이 많이 숙여진 동작으로 이해할 수 있는데, 이때 목이 가장 큰 문제가 된다. 등이 앞으로 기울어지게 되면 목의 중심도 기울어지게 되며, 기울어진 목의 중심이 대각선 앞 쪽으로 향하고 있기 때문에 정면을 바라보기 위해 목을 젖히는 동작이 요구되고, 이 과정에서 뒤통수 아래쪽(경추 1~2번 사이 부분)이 긴장되거나 뻣뻣해지는 것을 경험하게 된다. 이런 증상은 벤치 프레스를 실시하는 목적과 매우 밀접한 연관이 있다. 흉추의 정렬 구조를 정상적인 신전 자세로 변화시켜(후만에서 전만을 통해 과도한 후만을 예방한다는 의미) 일상생활에서 과신전된 자세로 인한 스트레스를 완화시키는 것이 벤치 프레스의 궁극적인 목적이기 때문이다. 벤치 프레스 동작의 핵심은 일상생활에서 굳어진 자세(컴퓨터 앞에 앉아 있는 자세나 등이 구부러지는 자세)로 인해 굽어진 등이 목에 긴장성 스트레스를 전달하지 않도록 도와주는 것이며, 목의 중심을 정상적인 방향으로 유지하도록 하는 운동이다.

그러나 벤치 프레스를 하는 과정에서 균형을 상실하거나 감당하기 어려운 무게를 선택하여 부상을 입고 통증을 느끼는 등, 운동 후에 불편함을 호소하는 것을 종종 보게 된다. 이때 단순히 가슴 근육에 통증을 느끼는 것이 아니라 대부분 어깨 통증을 호소한다. 벤치 프레스의 자세를 이해하는 것은 앞서 설명한대로 흉부의 안정성을 통해 목에 대한 중심을 유지하기 위함이지만, 어깨의 안정성을 확보하지 못한다면 결과적으로 효과적인 운동 자세가 나올 수 없게 된다. 여기서 가장 중요한 것이 바로 어깨의 외회전 방향이다. 어깨는 가슴 운동 뿐 아니라 다른 운동을 진행할 때에도 사용하기 때문에, 가슴 운동으로 인해 어깨가 손상되거나 불편함을 느끼게 된다면 다른 운동에서도 영향을 미치게 된다.

벤치 프레스는 바벨을 들어올렸을 때 들고 있는 무게에 대한 1차적 힘이 견갑하근으로 전달된다는 역학적 특성을 가지고 있다. 반대로 얘기하면, 벤치 프레스 동작에서 견갑하근은 무게를 들고 있는 방향으로 위치하고 있어야 하며, 기저면(무게를 지지하는 바닥면)에 근육(견갑하근)이 안정적으로 무게를 받아 줄 수 있도록 하기 위해 흉추를 전만시키는 동작을 만드는 것이다. 정상적인 등은 이미 어느 정도 굽어진 각도를 가지고 있고, 굽어진 등의 각도에 따라 견갑골이라는 어깨뼈가 등뼈와 밀착되어 있기 때문에, 흉부를 전만화시키지 않으면 굽은 등에 대해 어깨도 굽어 있는 상태에서 벤치 프레스를 하게 되고, 이러한 과정에서 어깨는 물리적인 스트레스를 받게 된다.

흉부의 전만을 이용한 동작의 중요성은 파워 리프터들의 벤치 프레스 동작을 보면 알 수 있다. 벤치에 앉아서 누울 때 흉부를 과도하게 젖히는 이유가 어깨를 패드에 위치시킬 때 견갑골의 각도가 패드와 수평을 이루지 않으면 견갑하근과 대흉근에서 감당해야 하는 무게에 대해서 불리하게 작용 할 수 있기 때문이다.

사진 ❷와 ❸의 차이는 견관절의 회전 차이이다. 사진 ❸보다 사진 ❷의 동작이 상대적으로 외회전의 각도를 유지하고 실시하는 동작이라 볼 수 있고, 만약 사진 ❸과 같이 진행하는 경우 바벨을 내리는 동작에서 위치를 잘못 설정하면 바벨을 내리는 과정에서 내회전에 의한 스트레스가 전달되므로 내리는 위치를 사진 ❷의 동작보다 상대적으로 높게 해야(적게 내려야) 어깨 손상을 최소화할 수 있을 것이다.

그래서 요즘 벤치 프레스의 내회전된 힘을 외회전 안정성으로 변화시키기 위해 개발된 밴드가 바로 '벤치 프레스 보조 밴드'이다. 이 밴드는 양팔을 가슴 앞 쪽으로 연결하여 벤치 프레스를 실시하는 동작 중 내려가는 과정에서 내회전되는 어깨를 밴드의 장력으로 당겨줌으로써 외회전 상태를 유지하기 용이하게 해준다. 결과적으로 외회전에 대한 안정성이 높아지므로 밴드를 사용하지 않았을 때보다 더 높은 힘을 끌어낼 수 있다.

벤치 프레스 보조 밴드를 사용하게 되면 평소보다 적게는 5%에서 많게는 20%까지 무게를 높여 운동할 수 있다. 이러한 효과는 단순히 밴드가 가진 힘 때문만이 아니라 밴드가 보조하는 힘의 방향이 외회전 운동을 돕기 때문에 나타나며, 이 과정에서 견갑하근의 힘을 더욱 효과적으로 사용할 수 있게 되는 것이다.

벤치 프레스를 하는 분들이 가장 궁금해하는 것 중 하나가 바벨을 내리는 위치이다. 모든 운동은 전체 가동범위를 사용해야 좋아진다는 데에는 나 역시 동의한다. 그러나 운동을 처음 진행하는 고객들에게 처음부터 전체 구간을 운동 범위로 적용하면 고객들이 가슴 근육에 자극을 느끼기 힘들 수 있다. 그러므로 우선 각각의 운동마다 존재하는 최대 자극 구간을 고객들이 경험하도록 하여 점차 운동 범위를 넓혀가는 방법을 선택하여 지도하는 것이 좋다.

이렇게 운동의 전체 구간을 나누어서 진행하는 궁극적인 이유는 바벨이 많이 내려올수록 어깨의 내회전 범위가 커질 수 있기 때문이다. 운동이 적용되는 과정에서 바벨을 컨트롤할 수 있는 능력을 점진적으로 이해하면서 운동범위를 확보하여 진행하는 것이 효과적이다. 고객은 흉부의 전만이 무엇인지를 모르는 경우가 많으며, 처음부터 과도한 흉부의 전만을 요구하면 오히려 등과 허리에 부담이 될 수 있다. 그러므로 조금씩 내려가는 과정에서 흉부에 전만 동작을 학습하고, 이를 기준으로 점차 운동범위가 증가되는 과정에서 흉부에 요구되는 전만 각도를 충분히 수행할 수 있도록 해야 한다. 흉부의 부족한 전만으로 인해 어깨가 내회전된 스트레스에 노출되지 않도록 유의한다.

결론적으로 벤치 프레스를 실시하는 과정에서(특히 남성들의 경우) 바벨을 가슴 끝까지 내리지 않아도 된다. 여기서 중요한 것은 자신의 신체 구조가 가슴 끝까지 내려와도 어깨에 무리한 스트레스가 전달되지 않는지(흉부의 전만이 확보되는지) 그리고 외회전에 대한 이해를 가지고 진행하는지의 여부이다. 만약 사진 ❸의 동작처럼 가슴까지 내리는 방법이 지속적으로 적용된다면 어깨에 전달되는 스트레스의 가중과 더불어 손상으로 이어지는 것을 피할 수 없을 것이다. 또한 지나치게 굽은 등이거나 뻣뻣한 척주의 움직임으로 인해 흉부 전만을 충분히 확보하지 못하는 경우에도 무게가 내려오는 과정에서 내회전에 의한 어깨의 스트레스가 증가된다.

이렇듯 벤치 프레스를 지도하는 과정에서 고객의 신체 구조가 현재 벤치 프레스를 할 수 있는 관절의 운동 범위를 가지고 있는지 그리고 어깨의 방향(외회전과 내회전의 방향)이 운동을 충분히 수행할 수 있는 상태를 가지고 있는지의 여부를 사전에 평가하고 난 후 실시해야 한다. 그래서 나는 벤치 프레스를 실시할 때 절반 정도의 위치만 내려 가슴 근육에 자극을 전달하도록 지도하는데, 완전한 범위의 움직임이 아니더라도 가슴을 자극하는데는 충분한 효과를 볼 수 있다. 이는 운동을 처음하는 초심자에게 아주 중요한 부분이며, 아직 무게를 다루는 조절 능력과 방향이 익숙하지 않은 고객들이 가슴 운동을 배우는 첫걸음이 된다. 운동이 요구하는 각도에 대해 고객이 운동할 수 있는 각도를 확인하고, 이를 바탕으로 적절한 범위에 맞게 운동을 지도하는 것은 운동이 가져다주는 혜택을 수용하고 발전시키는 기준이 된다. 이는 벤치 프레스뿐만 아니라 모든 운동의 핵심으로 적용된다.

Section 05 | 덤벨 프레스(Dumbbell Press)

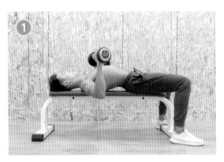
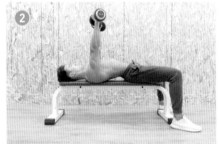
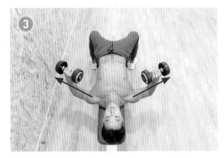

가슴 운동을 위한 덤벨 프레스는 벤치 프레스와 같이 대흉근의 흉골부를 중심으로 늑골부를 포함하여 전체적인 가슴 부위에 발달을 도모하는 동작이다. 덤벨 프레스의 장점은 바벨 프레스보다 운동 범위를 크게 사용할 수 있다는 점이다. 따라서 가슴 내측 부위에 더 집중적인 자극을 전달한다.

덤벨 프레스도 벤치 프레스와 마찬가지로, 팔꿈치와 어깨가 수평 또는 수직이 되는 자세에서는 회전근개에 불필요한 자극이 전달되어 어깨에 부담이 가해진다. 그래서 팔꿈치의 위치를 바벨과 같이 수평에 위치시키는 방법이 아닌 대각선의(정확히는 관절의 30도 후경) 방향을 이루도록 하여 외회전을 통해 가슴의 발달과 어깨의 안정성을 동시에 확보할 수 있는 방법이 적용되어야 한다. 팔꿈치는 완전히 펴서 벤치 프레스보다 가슴의 전체적인 고립을 좀 더 집중시킬 수 있는 각도로 덤벨을 밀어올리는 과정에서 강력한 수축이 일어날 수 있도록 진행한다면, 대흉근의 자극을 극대화할 수 있다. 간혹 팔꿈치를 완전히 펴는 동작과 젖히는 동작의 차이를 오해하는 경우가 있는데, 팔꿈치를 젖히는 동작은 주관절(팔꿈치 관절)에 스트레스를 전달하지만 펴는 동작은 가슴에 충분한 자극을 전달한다는 점을 기억하기 바란다.

덤벨 프레스를 진행하는 과정에서(벤치 프레스에서도 마찬가지이지만) 견갑골을 지나치게 내전하는(등을 더 젖히기 위해서 견갑골을 서로 모으는 것과 같은 형태) 경우를 종종 보게 되는데, 이러한 동작은 오히려 대흉근의 자극을 떨어뜨리게 된다. 물론 더 높은 가동범위를 확보하기 위한 목적에서 의도적인 동작으로 진행한다고 하면 상관없겠지만, 정상적인 대흉근의 발달을 위한 운동에서는 견갑골을 모으는 내전 동작을 진행할 이유가 없다.

56 / 케이블 크로스오버(Cable Crossover)

케이블 크로스오버를 실시할 때 대개의 고객이 어느 위치에 손을 놓아야 할지를 어려워한다. 이 방향성을 잘 이해한다면 자신이 목적하는 근육을 효과적으로 자극할 수 있는 운동이 될 것이다.

본 동작과 같이 손의 위치가 배꼽 아랫부분에서부터 쇄골 위치까지 변화되는 동작을 가슴 근육에 대한 자극 순서로 보면, 대흉근의 복근부 → 늑골부 → 흉골부 → 쇄골부 순서로 자극이 전달된다는 점을 이해하자.

통상적으로 실시하는 케이블 크로스오버의 목적은 대흉근의 늑골과 흉골부 내측을 발달시키는 것이다. 이는 흉근의 전체적인 모양을 좀 더 디테일하게 만드는 과정이기도 하며, 케이블 크로스오버를 대흉근의 셰이핑(Shaping) 운동이라 표현하는 이유가 이것이다.

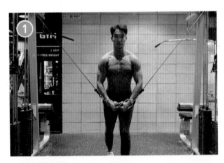
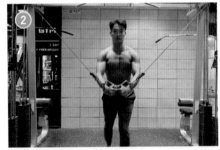
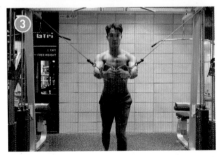
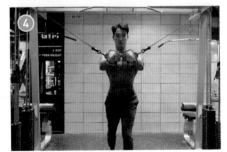

57 가슴 운동 후의 셀프 근막 스트레칭

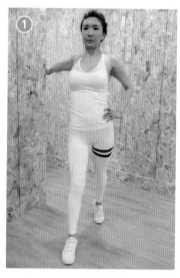

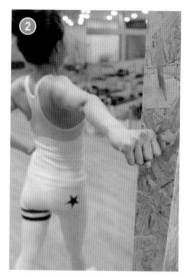

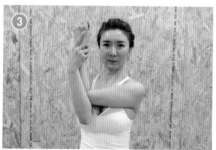

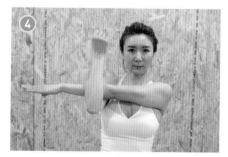

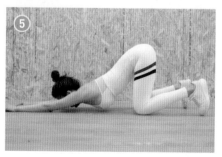

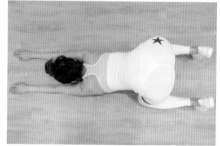

▲ 측면

▲ 윗면

memo

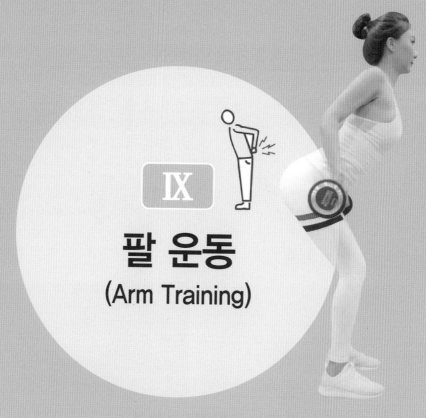

IX

팔 운동
(Arm Training)

팔은 견갑골과 만나 견관절을 구성하고 어깨의 움직임을 담당한다. 견관절의 움직임은 흉추부의 움직임을 조절하고, 흉추부의 움직임은 허리의 움직임과도 밀접하게 연관되어 있다. 따라서 팔 운동은 결국 허리의 안정적인 움직임을 찾기 위한 또 하나의 방법이 된다.

58 / 상완이두근의 방향을 이해하라.

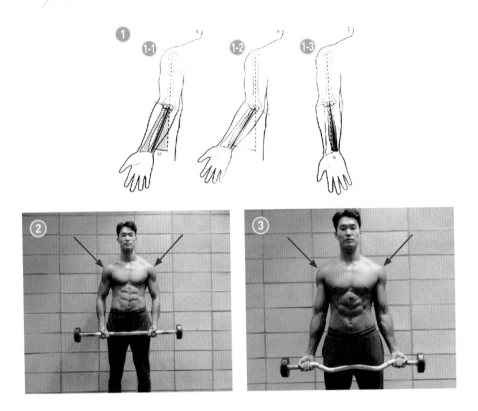

팔 운동에는 다양한 방법이 존재하는데, 이때 해부학적 구조를 이해하면 좀 더 쉬운 방법으로 이두근에 효과적인 자극을 전달할 수 있는 이론적 바탕이 확립될 것이다.

사진 ❶의 1-1부터 1-3은 팔의 각도를 나타낸 그림이다. 사람의 팔은 1-1과 같이 정상적인 상태에서는 아래팔뼈가 위팔뼈에 대해 상대적으로 좀 더 외전된(밖으로 벌어진) 각도를 가지고 있다. 이를 '정상적인 외번주'라 한다. 1-2는 지나치게 바깥쪽으로 벌어진 각도로 '과도한 외번주'라 칭하며, 1-3처럼 지나치게 안쪽으로 모여진 각도를 '내번주'라 한다.

이는 해부학적 자세를 기준으로 표현된 팔 모양에 따른 형태적 표현이며, 사진 ❶, ❷, ❸을 통해서 어떠한 방향이 정상적인 팔의 각도인지를 설명하기 위한 것이다. 이를 설명하는 이유는 바벨을 잡는 너비와 위치의 기준을 이해해야 상완이두근을 효과적으로 발달시킬 수 있기 때문이다. 사진 ❷는 내번주에 가까우며, 사진 ❸은 정상적인 외번주에 가까운 모습이다. 또한 사진 ❷에서 E-Z 바벨을 잡고 있는 위치를 보면 구부러진 대각선 부위의 경사면을 잡고 있으며, 사진 ❸은 구부러진 부분을 지나 수평이 되는 부분을 잡고 있다.

그립의 위치에 따라서 팔의 형태가 바뀌는 것을 확인할 수 있는데, 여기서 중요한 것은 외번주와 내번주의 그립방법을 통해 상완이두근의 목적에 맞게 전달할 것인지, 아니면 어깨에 추가적인 스트레스를 함께 전달할 것인지가 결정되기 때문이다. 운동 중 팔을 굴곡시키는 과정에서 어깨를 바라보면 내번주의 경우 어깨가 외번주의 경우보다 상대적으로 내회전된 각도를 확인할 수 있다.(화살표 참고)

시작 지점에서 내회전된 사진 ❷와 같은 동작은 무게가 점차 올라가는 과정에서 바벨을 들고 내릴 때 어깨가 더욱 내회전되게 된다. 반대로 사진 ❸과 같이 진행했을 경우 어깨의 정상적인 외회전 동작을 통해 상완이두근에 자극을 집중시킬 수 있는 동작이 된다. 앞서 설명한 대로 라운드 숄더의 구조적인 원인이 내회전이라는 것을 이해했다면, 사진 ❷와 ❸의 동작 중 어느 동작으로 실시해야 하는지 이해할 수 있을 것이다.

또한 사진 ❷를 보게 되면 상완이두근의 방향이 사진 ❷에 비해 상대적으로 안쪽에 위치해 있는데, 이 상태에서 운동이 진행되면 상완이두근의 두 개의 근두(장두와 단두) 중 장두에 더 높은 자극을 전달하게 된다. 물론 장두에 높은 자극을 전달하기 위한 과정으로 이러한 동작을 수행할 수는 있지만, 굳이 어깨에 불필요한 스트레스를 전달하면서까지 운동을 진행해야 할 이유는 없다고 본다. 더불어 바벨 컬을 실시하는 이유는 상완이두근(장두와 단두)의 전체적인 발달을 위한 운동이 효과적이기 때문이지, 장두에 몰입하여 운동하는 효과적인 방법이라고 말하는 이는 없을 것이다.

이로써 바벨 컬을 실시하는 과정에서 E-Z 바벨에 그립을 어느 위치에 잡아야 하는지와 올바른 너비에 대한 이해가 충분히 됐을 것이다. 약 20회를 기준으로 바벨 컬을 실시하여 새로운 자극을 경험해보자.

59 / 바벨 컬(Barbell Curl)

통상적인 E-Z 바벨 컬 자세

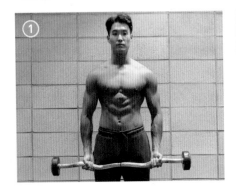
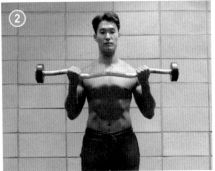

E-Z 바벨(구부러진 바벨)은 일반 바벨(일자로 펴진 바벨)을 보완하여 만든 장비로, 구부러진 곡선을 이용하여 팔목에 가해지는 부담을 완화시키고자 만든 기구이다.

인간의 해부학적 자세에서는 손바닥이 정면을 향하고 있다. 이 자세가 어렵거나 잘 안 되는 사람은 어깨가 상대적으로 내회전되어 있기 마련인데, 사진과 같은 동작으로 바벨 컬을 실시하면 어깨의 내회전은 더욱 더 심해진다.

흔히 E-Z 바벨 컬을 사용하는 이유가 손목의 안정을 위한 것이라고 말하지만, 사실 해부학적으로 정상적인 손목의 방향은 대각선이 아니다. 만약 자신의 손목이 앞서 설명된 정상적인 외번주의 방법으로 바벨을 잡았을 때 부담이 된다면, 이는 팔목을 돌려주는 근본인 요골이라는 뼈에 회전 작용을 만들어 내는 관절 또는 근육에 문제가 있다는 뜻이다.

또한 손목에는 어깨와 달리 회전하는 기능이 없다. 우리가 돌리는 손목은 아래팔의 요골과 척골이라는 뼈 중 요골이 회전하면서 팔목이 회전하는 것처럼 보여지는 것뿐이다. 따라서 정상적인 외번주에 대한 자세가 불편하거나 부담이 된다면 이를 해결하고 난 후 운동을 적용해야 한다.

간혹 영상으로 올라오는 E-Z 바벨 컬 동작 중 무게가 높은 상태에서 실시되는 것을 보면 어깨가 내회전되이 앞으로 구부러지는 동작을 보인다. 이는 E-Z 바벨을 잡는 그립이 내번주 자세로 인해 팔꿈치가 굴곡과 신전되는 과정에서 팔과 연결된 어깨를 끌어당기는 작용으로 만들어지는 현상이라고 볼 수 있다. 해부학적 자세를 이해하고 운동을 실시한다면 팔과 어깨를 안정적인 자세로 유지할 수 있고, 무게가 증가해도 충분히 안정적인 어깨의 범위를 지키면서 운동을 진행할 수 있다.

Section 02 그립을 바꾸면 자극이 바뀐다

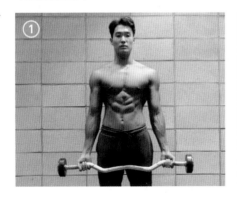
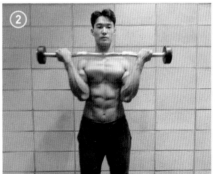

앞서 설명한 것처럼 그립을 잡을 때 정상적인 외번주 각도를 형성하려면 구부러진 부분을 잡는 것이 아니라 E-Z 바벨의 구부러진 부분 바깥의 수평 지점을 잡아야 한다. 이렇게 진행하면 정상적인 외번주 각도로 운동을 진행할 수 있고, 어깨의 내회전을 일

으키지 않는 상태에서 팔을 굴곡시켜 상완이두근을 자극하는 효과적인 방법이 된다.

상완이두근은 근육이 두 개의 분할 구조를 가지고 있다. 내번주의 각도로 운동을 진행할 경우 상완이두근의 장두(바깥쪽 근육)와 단두(안쪽 근육) 중 상대적으로 장두(상완이두근의 바깥쪽)근육을 사용하게 된다. 팔꿈치를 90도 구부려서 손을 내회전시키면(Pronation) 이두근이 이완되고, 외회전(Supination) 이두근이 수축되는 것을 볼 수 있는데, 외회전 움직임이 이두근을 더욱 단단하게 묶어놓고 운동하는 과정에서 이두근에 강력한 긴장을 유도하여 발달시키는 원리이다.

따라서 팔목과 어깨를 내회전하여 실시하는 운동 방법은 외회전 동작을 이용하여 진행하는 방법보다 그 효과가 높을 수 없다.

앞서 설명된 운동방법을 통해서 고객들의 상완이두근을 효과적으로 고객과 자신의 프로그램에서 상완이두근의 발달을 만들어보자.

Section 03 그립만으로도 어깨의 회전이 바뀐다

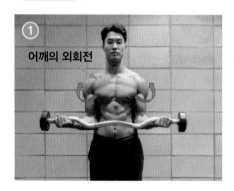
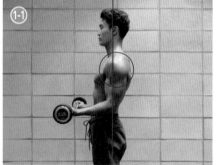

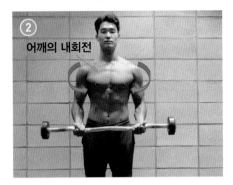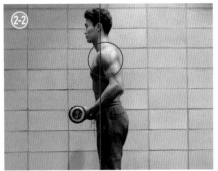

사진 ❶과 1-1의 동작은 정상적인 외번주의 각도로 운동이 진행될 때 팔이 굴곡되고 신전되는 과정에서 팔꿈치가 중심선을 유지하기 용이한 상태를 보여주고 있다.

사진 ❷와 2-2는 그립에 의해 어깨가 내회전된 구조가 궁극적으로 어깨의 내회전 방향을 유도하여 팔이 굴곡되고 신전되는 과정에서 내회전된 어깨의 부담을 줄이기 위해 팔꿈치가 자연스럽게 중심선 뒤로 벗어나는 것을 볼 수 있다.

만약 몸의 중심선을 지켜가면서 팔을 펴게 되면 어깨의 내회전 방향은 팔꿈치를 뒤로 빼지 않은 상태보다 더 커지게 된다. 또한 어깨의 내회전 방향을 감소시키고자 상체를 상대적으로 더 숙여야하는 과정이 추가 적용될 수 있다. 만약 상체를 숙이지 않으면 어깨의 내회전 각도가 더 커지는 과정에서 증가되는 스트레스를 피할 수 없을 것이다.

따라서 E-Z 바벨 컬을 실시할 때는 정상적인 외번주의 각도로 운동이 진행될 수 있도록 그립 위치를 ❶번 사진과 같이 잡고 실시하여 어깨의 불필요한 개입을 줄이고, 상완이두근에 집중적인 자극을 전달할 수 있도록 하는 방법을 추천한다.

외회전을 이용한 프리쳐 컬(Preacher Curl) 머신

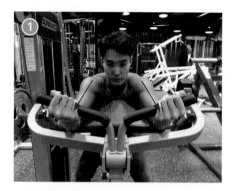

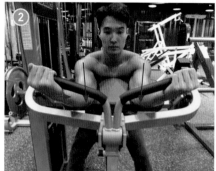

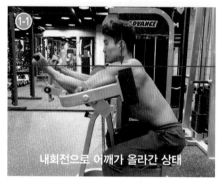

내회전으로 어깨가 올라간 상태

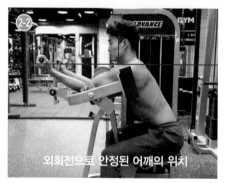

외회전으로 안정된 어깨의 위치

상완이두근에 볼록한 봉우리 같은 높이를 만들기 위해 실시하는 프리쳐 컬 머신의 자세에서도 앞서 설명된 어깨의 외회전과 내회전의 원리가 적용된다.

사진 ❶의 자세로 진행할 경우 어깨의 내회전을 동반하게 된다. 사진 ❷의 경우처럼 외회전을 이용하여 운동을 진행하면 상완이두근에 전체적인 자극을 전달하는 데 효과 적이며, 무게가 올라가는 과정에서 어깨의 내회전을 최소화시켜 어깨의 스트레스를 줄 이고 상완이두근의 자극에 집중할 수 있다.

상완이두근의 위치가 사진 ❶은 안쪽에서 바깥쪽으로 벌어지는 모양이고, 사진 ❷는 반대로 바깥쪽에서 안쪽으로 모여진 형태를 유지하고 있다. 만약 상완이두근이라고 하 는 두 개의 근육이 동일하게 자극을 받는 조건일 때, 대각선으로 위치한 사진 ❶의 동작이 자극이 높을지, 아니면 수직으로 위치한 사진 ❷의 동작이 높을지를 생각해보자. 당연히 사진 ❷의 동작일 것이다. 이러한 이유에서 몸이 큰 보디빌더의 경우 양손으로 실시하기에는 본 동작이 체형적으로 불리하므로 한 팔로 진행하는 원 암 덤벨 프리쳐 컬을 진행하는 것이다.

Section 05 정상적인 외번주를 이용한 덤벨 컬(Dumbbell Curl)

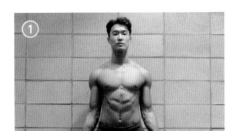
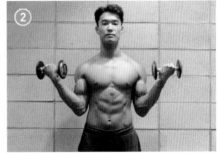

덤벨 컬을 진행할 때 한 팔씩 하는 경우도 있지만, 대부분의 고객들은 아직 근력 발달이 부족하기 때문에 가급적 낮은 무게의 덤벨을 이용하여 한쪽의 무게가 약 10kg이 넘을 때까지는 양손으로 실시하는 덤벨 컬을 진행하는 방법을 권장한다. 원 암 덤벨 컬을 진행하는 이유 중 하나는 덤벨을 이용하여 한쪽 팔에 집중적인 자극을 전달하기 위함이다. 그러나 이 동작에는 어느 정도 테크닉이 필요하며, 운동 경력과 빈도가 부족한 고객들은 처음부터 이러한 테크닉을 먼저 배우는 것보다는 덤벨 컬로 상완이두근에 정확한 자극을 느끼고 체감하는 방법이 더 효율적이라 생각한다. 낮은 무게의 덤벨을 이용하여 자극에 집중하고, 이를 바탕으로 점차 무게를 올리면서 이따금씩 한 쪽 팔을 이용하여 집중적인 자극을 전달함으로써 상완이두근의 펌핑을 체감할 수 있도록 한다면 우람한 팔을 만드는데 더욱 효과적일 것이다.

이 동작 역시 앞서 설명한 외회전의 동작을 이용하여 정상적인 외번주 자세를 유지하는 상태로 실시되어야 한다. 이 때 팔을 굴곡(구부리는)시키는 과정에서 'W'모양과 같은 자세를 취하게 된다. 팔을 굴곡시켰을 때 손과 상완이두근이 일직선이 되는 동작은 앞서 설명한대로 내번주의 각도를 이용하여 어깨의 내회전을 유도하는 동작이므로 정상적인 외번주의 각도를 통해 상완이두근에 전체적인 자극을 높일 수 있는 방법으로 진행해야 한다.

간혹 덤벨 컬을 진행할 때 올라가는 과정에서 마무리 동작으로 손을 외회전시켜 손목을 짜는 듯한 느낌으로 회전시키는 고객들을 보게 된다. 과거 처음 헬스를 했을 때 옆에 계신 아버님이 나한테도 이렇게 알려줬던 기억이 난다. 그렇다면 올라가는 과정 또는 정상지점에서 손을 회전시키지 말고 시작부터 손을 회전하여 운동이 진행된다면 어떨까? 아마 더 효과적인 상완이두근의 자극을 전달할 수 있을 것이다. 외회전 (Supination)이라는 동작에서 상완이두근이 더 자극을 받는 이유 중 하나는 상완이두근이 연결된 아래팔뼈인 요골이 회전하면서 근육을 더 짧게 긴장시키는 관절의 구조적인 움직임을 이용하기 때문이다.

Section 06 리버스 컬(Reverse Curl)과 바벨 컬의 이해

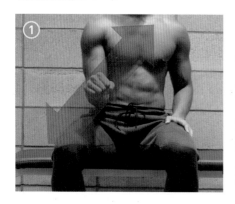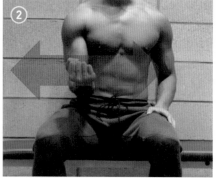

리버스 컬을 할 때 여러분은 바벨을 어떻게 잡는가?

사진 ❶은 손을 안쪽으로 돌리는(Pronation) 방향이고, 사진 ❷는 바깥쪽으로 돌리

는(Supination) 방향이다. 간혹 리버스 컬을 진행하기 위해서 플랫 바벨을 사용하는 경우를 볼 수 있는데, 만약 플랫 바벨을 사용하여 실시하게 되면 손의 회전이 바벨의 수평만큼 이루어지지 않기 때문에 결과적으로 부족한 내회전 만큼 팔꿈치를 바깥쪽으로 외전시키게되고, 어깨의 구조가 내회전으로 바뀌게 된다. 그래서 리버스 컬을 실시할 때는 E-Z 바벨의 구부러지는 부분을 잡고 진행해야 팔목, 팔꿈치, 어깨에 가해지는 불필요한 스트레스를 줄일 수 있다.

반대로 사진 ❷의 동작과 같은 경우 손의 회전이 바벨을 잡는 수평의 그립을 허용할 수 있는 방향이 된다. 상완이두근의 운동에서는 플랫 바벨이나 E-Z 바벨의 수평 부분을 잡아서 시행해야 좋은 효과를 기대할 수 있다. 리버스 컬을 진행하는 과정에서는 손의 내회전의 범위가 외회전의 범위보다 부족하기 때문에 E-Z 바벨의 구부러진 부분을 잡고 실시해야 한다.

운동의 기준은 인체에서 출발해야 한다. 이러한 인체의 방향과 기준을 무시한 채 운동을 진행하면 우리가 원하는 근육에 전달되는 자극보다 관절에 전달되는 스트레스가 높아질 수밖에 없다.

리버스 컬을 모든 고객에게 추천하는 이유는 평소 우리가 손목을 신전시키는 동작보다 굴곡된 동작을 더 많이 사용하기 때문이다. 전완부의 편중된 사용은 손목에서 힘의 기준이 서로 다르게 사용하는 동안 손목의 불편함과 손상을 유발할 수 있다. 그러므로 균형된 힘의 구조를 형성하기 위한 과정으로 리버스 컬을 활용한다.

리버스 컬 운동 시 올바른 그립 방법

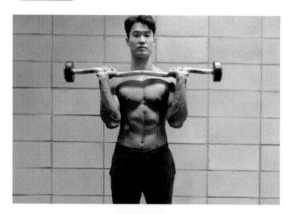

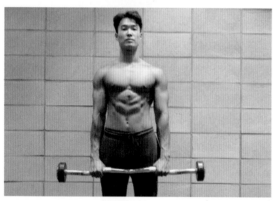

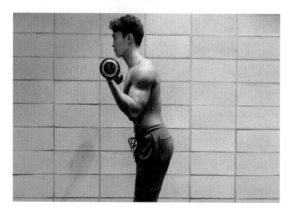

60 상완삼두근

상완삼두근의 이해

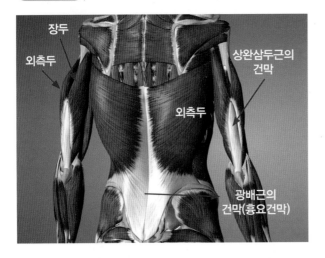

상완삼두근을 이해하기 위해서는 먼저 그 구조를 살펴볼 필요가 있는데, 상완삼두근은 다른 근육과 연결된 건과 달리 넓고 두꺼운 근막으로 연결되고, 건막은 팔꿈치와 연결되어 팔을 뒤로 뻗는 신전 동작과 팔꿈치를 펴주는 주관절의 신전 동작을 가능하게 한다.

상완삼두근은 근육의 특성상 위로는 견갑골과 연결되고 아래로는 삼두건막과 연결되어 팔꿈치와 결합된다. 더불어 팔꿈치에서 가까운 쪽은 근육이 아니라 건막의 구조로 되어 있다. 따라서 상완삼두근의 자극을 높이기 위해서는 팔꿈치를 구부리고 펴는 동작으로 일단 건막의 긴장을 전달한 뒤 상완삼두근을 자극하는 방법보다는 운동 시작부터 팔꿈치를 다 펴서 건막의 긴장을 유지한 상태로 팔을 뒤로 신전시키는 편이 상완삼두근에 전체적인 자극을 효과적으로 높일 수 있다.(물론 장두에 가장 높은 자극이 전달된다.)

팔꿈치를 다 펴고 실시하는 킥 백을 강조하는 이유는 우리의 생활 대부분에서 팔꿈치를 구부리는 동작이 많기 때문이다. 정상적인 팔꿈치의 구조는 펴는 동작이 되어야 한다. 그러나 생활 중에서 이러한 동작이 적용되는 경우가 거의 없으므로 상완삼두근의 건막은 약화되고 기능적인 감소가 발생될 수밖에 없다. 이러한 기능의 감소가 유지된 상태에서 테니스와 골프 등 팔꿈치를 직접적으로 구부리고 펴는 동작을 취하게 되면 팔꿈치의 스트레스가 불편함과 통증으로 이어질 수 있다.

상완삼두근과 비슷한 구조를 보이는 근육이 바로 광배근이다. 광배근의 넓은 근육은 넓고 튼튼한 건막을 통해 흉/요부와 골반에 연결되는데, 피지컬 트레이닝에서 스트레이트 로우라는 동작이나 스키 로우와 같은 동작의 특성이 흉부/요부의 전만과 견갑골의 하강동작을 통해 흉요건막에 수동적 긴장을 유도하고, 팔의 추가적인 신전 동작을 통해 광배근에 추가적인 자극을 더 높게 유도하는 것과 같은 맥락이다.

따라서 기존의 덤벨 킥 백 동작에서 자세를 변형하여 팔꿈치를 다 편 상태로 팔을 뒤로 신전시킨다면 낮은 무게에서도 충분한 자극을 전달받을 수 있으며, 팔꿈치의 안정성을 효과적으로 높이기 위해 사용할 수 있는 운동이 된다.

Section 02 **상완삼두근의 효과적인 발달을 위한 덤벨 킥 백(Dumbbell Kick Back)**

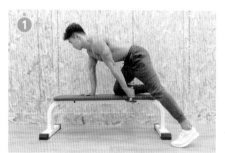 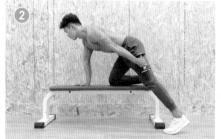

과거 상완삼두근의 팔 뒤쪽 운동을 실시하는 동작은 팔꿈치를 구부리고 펴는 굴곡과 신전의 동작으로 진행하였다. 상완삼두근의 힘이 약한 고객들의 경우 오히려 팔 뒤쪽 운동이 아닌 후면삼각근을 더 많이 참여시켜 어깨 뒤쪽 부분에 자극을 더 느끼게 되는 경우가 있는데, 상완삼두근의 장두는 어깨 뒤쪽 근육인 후면삼각근과 함께 팔의 신전 동작에서 상호 협력적으로 사용되는 근육이기 때문에 팔꿈치를 구부리고 펴는 동작에서 정확하게 팔꿈치를 펴지 않으면 오히려 어깨에 자극이 더 들어가게 된다.

아울러 본 동작은 1번, 2번 사진에서와 같이 낮은 무게로 운동이 진행되더라도 쉽게 상완삼두근의 자극을 느낄 수 있다. 간혹 TV 등의 매체에서 '500ml 물통 하나로 팔꿈치를 구부리고 펴는 동작을 하면 팔 뒤쪽 근육을 발달시키는 데 효과적이다', '팔 뒤쪽 살을 빼는데 좋다'는 이야기하는 경우를 보는데, 솔직히 공감하기 어렵다. 살이 빠진다는 이야기는 더욱 공감하기 어렵다. 앞서 소개된 동작을 통해서 상완삼두근에 자극을 전달하는 방법으로 바꿔서 진행해본다면 확실히 다른 자극을 느낄 수 있을 것이다.

상완삼두근 장두와 후면삼각근의 자극 위치

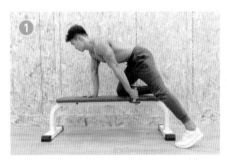
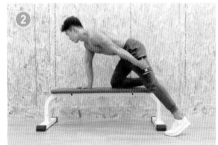

사진과 같이 팔꿈치를 편 상태에서 몸 옆으로 팔을 신전시키는 동작으로 진행하면 상완삼두근의 장두를 쉽게 자극하고 팔 전체의 자극 지점을 높일 수 있다. 만약 후면삼각근을 동시에 발달시키고자 한다면 사진 ❸의 동작을 이용하여 상완삼두근의 장두와 함

께 후면삼각근에도 효과적인 자극을 전
달할 수 있다.

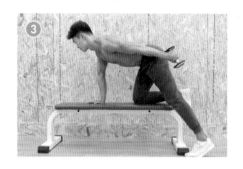

이 동작의 경우 500ml 물통 하나로도
충분한 자극을 전달할 수 있는데, 궁금
하다면 한번 직접 해보자. 물통 없이 맨
손으로 실시해도 충분히 자극되는 것을
느낄 수 있다. 만약 여러분이 이 부분을 읽고 있다면, 한쪽 팔만 내려 팔꿈치를 쭉 펴고
유지한 채 뒤로 뻗어보자. 그대로 10회 정도만 반복해도 팔 뒤쪽에 뻐근한 자극이 전달
되는 것을 체감할 수 있을 것이다.

본 동작은 가벼운 2~3kg 정도의 무게로 실시하여 특히 여성들에게 쉽고 빠르게 팔
뒤쪽 근육인 상완삼두근에 자극을 느끼고 체감하는 효과를 주며, 이를 토대로 탄력적
인 팔을 만들게 해준다. 횟수는 약 20~30회를 기준으로 진행한다.

만약 좀 더 높은 무게를 통해 상완삼두근의 전체적인 발달을 이루고자 한다면 다음
장에 소개되는 동작을 이용하여 실시하면 된다.

Section 04 **상완삼두근의 높은 성장을 위한 스윙 킥 백(Swing Kick Back)**

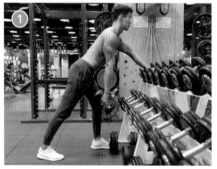 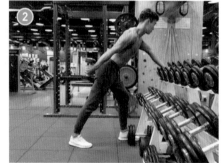

킥 백의 무게를 높이고 싶다면 사진과 같이 반쯤 일어선 자세에서 반원을 그리듯이 진행하여 상완삼두근의 장두에 더 높은 자극을 전달할 수 있다. 앞서 얘기했듯이 상완삼두근의 장두는 후면삼각근과 밀접한 연관성을 가지고 있기 때문에, 상완삼두근에 자극이 충분히 전달되는 지점에서 좀 더 팔을 뒤로 신전시킨다면 후면삼각근에도 동시에 자극을 줄 수 있다. 한 가지 주의할 점은 팔을 뒤로 신전시키는 동작에서 지나치게 뻗는 동작으로 후면삼각근의 자극을 넘어 어깨 자체에 지나친 회전이 일어나지 않도록 해야 한다.

스윙 킥 백의 핵심은 팔꿈치를 절대 구부리지 말아야 한다는 점이며, 킥 백 운동을 통해 상완삼두근이 말편자(말말굽)와 같은 모양이 되도록 만든다는 목적이 있기 때문에 이 동작은 상완삼두근의 완성된 모양을 형성하는 데 많은 도움이 된다.

킥 백을 운동 프로그램의 초반에 넣는 이유는 케이블 프레스 다운, 라잉 익스텐션, 벤치 프레스, 비하인드 프레스와 같은 동작에서 상완삼두근이 사용될 때 덤벨 킥 백보다 상대적으로 무게가 높은 운동으로 인해 발생하는 팔꿈치 건막의 구조적 손상을 피하기 위함이다. 앞서 설명된 운동(벤치프레스, 비하인드 프레스와 같은)은 킥 백과 달리 팔꿈치를 구부리고 펴는 운동으로, 많은 무게를 상완삼두근에서 주도적으로 감당하거나 협력해야 하는데, 상완삼두근에서 높은 힘이 요구될 때는 삼두근의 근육이 먼저 사용되는 것이 아닌 건막이 먼저 긴장을 요구받는 구조로 되어 있기 때문에 반드시 건막의 안정성을 충분하게 확보한 후에 운동이 적용되어야한다.

또한 단순관절 운동의 구조로 동작을 변형하여 진행하고 이후 실시되는 다중관절 운동(벤치 프레스, 라잉 익스텐션과 같은)이 진행될 때, 어깨 후면부에 충분한 안정성을 유지하여 어깨에 전달되는 스트레스를 줄이려는 것도 킥 백을 상완삼두근 운동에서 가장 먼저 진행하는 이유라 볼 수 있다.

보편적인 로프 프레스 다운(Rope Press Down)

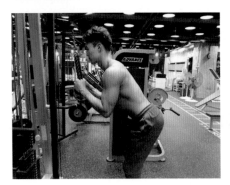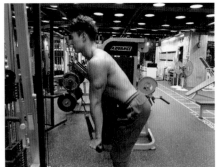

앞서 설명한 것처럼 상완삼두근을 발달시키는 과정은 세 개의 근육(장두, 외측두, 내측두) 중 장두근을 시작으로 해야 한다. 이유는 삼두근을 운동할 때 주관절이 신전되는 동작에서 어깨가 고정되지 않으면 상완삼두근의 발달 효과가 낮아지고 어깨의 균형이 틀어질 수 있기 때문이다.

과거 우리는 사진과 같은 동작으로 케이블 프레스 다운을 실시하였다. 물론 이 자세도 효과적일 수 있지만, 여기에 팔을 신전시키는 동작을 추가적으로 시행하면 상완삼두근의 장두와 더불어 외측두에도 효과적으로 자극을 전달할 수 있다.

다음 장에 소개되는 동작을 실시해보면 더 좋은 효과를 체감할 수 있을 것이다.

Section 06 상완삼두근의 전체적인 발달을 도모하는 로프 프레스 다운

사진 ❷까지의 동작은 일반적으로 실시하는 동작이다. 거기에 사진 ❸과 같이 팔꿈치를 완전히 신전시킨 자세를 추가함으로써 상완삼두근의 장두를 효과적으로 자극할 수 있다.

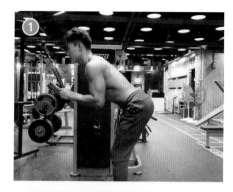
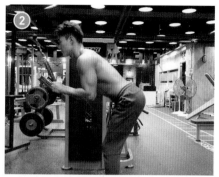

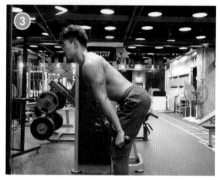
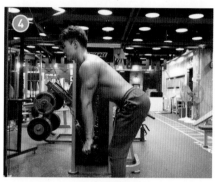

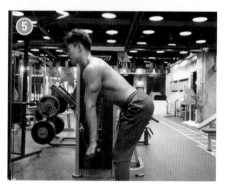

본 동작을 이용한다면 장두와 외측두
의 자극을 더 높이 올려 상완삼두근의
펌핑과 더불어 성장을 높이는데 효과적
으로 적용될 수 있다.

이 동작을 실시할 때 주의할 점은 사
진 ❸에서 ❹로 진행될 때 지나치게 높
은 무게로 인해 팔꿈치가 구부러지지 않
도록 해야 한다는 것이다. 따라서 30회 정도를 진행할 수 있는 적절한 무게를 선택하여
실시한다. 이후 일정 기간 동안 적용되는 과정에서 발달된 건막은 더 높은 무게에서도
팔꿈치를 구부러지지 않게 해줄 것이다.

아울러 본 동작에는 로프로 실시하는 방법과 플랫 바(수평 바)로 실시하는 방법의 두 종류가 있는데, 로프로 실시하는 방법이 좀 더 큰 신전을 유도하므로 상완삼두근의 전체적인 자극을 높이는데 효과적이다. 그래서 로프를 이용하여 실시하는 동작으로 구성하였다.

상완삼두근의 건막을 튼튼하게 하는 라잉 익스텐션(Lying Extension)

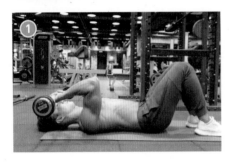 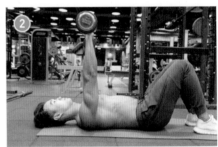

상완삼두근의 건막과 장두의 효과적인 발달을 위한 동작으로 실시되는 라잉 익스텐션은 팔 운동 초반에 사용하기에는 팔꿈치 관절에 전달되는(상완삼두근의 건막을 포함하여) 물리적인 자극이 높은 운동이다. 상완삼두근의 특성은 상완이두근과 달리 팔꿈치 가까이에 근육이 위치하여 힘을 사용할 수 있는 구조가 아니라는 점이다. 팔꿈치 가까이에는 건막이, 건 옆과 상대적으로 위쪽에는 상완삼두근의 외측두, 내측두, 장두가 위치한다. 이는 팔꿈치를 구부리는 동작에서 상완삼두근의 자극에 앞서 건막의 긴장이 일차적으로 발생하게 만든다. 따라서 준비운동을 거치지 않고 라잉 익스텐션 운동을 실시할 시 건막에 대한 스트레스가 높아지는 과정에서 팔꿈치의 불편함을 일으킬 수 있다.

그래서 과거에는 이 동작을 '스컬 크러셔(Skull Crushers)'라 부르기도 했다. 직역하면 '두개골 쪼개기'라는 뜻으로, 팔꿈치를 구성하는 관절의 위험성이 그만큼 높다는 의미다. 라잉 익스텐션을 실시할 때 앞서 소개된 프로그램과 같이 킥 백 운동을 통해 상완삼두근의 건막을 충분하게 활성화하고, 이후 라잉 익스텐션을 실시하는 '선피로 훈련'이 적용되어야 한다.

라잉 익스텐션은 바벨을 어느 위치에 놓느냐에 따라서 자극받는 지점이 바뀌게 되는데, 사진과 같이 이마 쪽으로 내리게 될 경우 건막과 내측두, 외측두에 자극이 전달된다. 상완삼두근의 장두를 발달시키고자 한다면 다음 장에 소개되는 방법을 이용해 보자.

본 동작은 약 20~30회 진행할 수 있는 적절한 무게를 선택하여 실시해야 좋은 느낌과 자극을 전달받을 수 있다.

Section 08 상완삼두근의 장두 발달을 위한 라잉 익스텐션

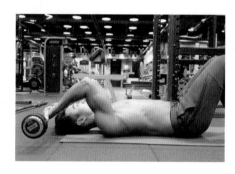
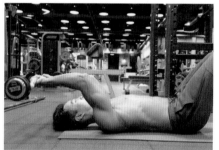

앞서 설명한대로 상완삼두근의 장두를 집중적으로 발달시킬 목적으로 운동하고자 한다면, 이마보다는 머리 위쪽으로 내려놓고 밀어올리는 방법으로 진행하여 상완삼두근의 장두 발달을 효과적으로 높일 수 있다.

다만 팔꿈치를 다 펴는 동작은 어깨의 내회전을 유도하기 때문에 라잉 익스텐션을 실시하는 과정에서 바닥과 수평이 되는 지점 또는 그보다 조금 더 높은 위치로 실시하는 것이 어깨의 불필요한 스트레스를 최소화시키는 방법이 될 것이다.

앞서 설명한 대로 약 20~30회를 진행할 수 있는 적절한 무게를 선택하여 실시한다.

Section 09 외측두 발달 운동 클로즈 그립 벤치 프레스(Close Grip Bench Press)

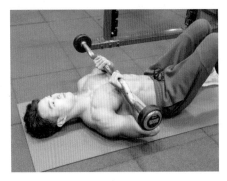
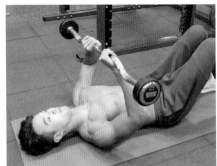

나는 라잉 익스텐션을 실시하고 난 후 클로즈 그립 벤치 프레스를 연속하여 실시하도록 고객을 지도한다. 연속하여 클로즈 그립 벤치 프레스를 실시하면 상완삼두근의 외측두와 더불어 상완삼두근 전체의 직접적인 파워를 증진하는 효과를 볼 수 있다. 또한 라잉 익스텐션 이후

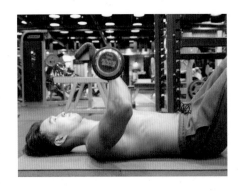

추가적인 운동을 적용함으로써 펌핑 증가와 상완삼두근의 효과적인 발달을 이루게 한다.

물론 고중량으로 실시하는 클로즈 그립 벤치 프레스를 통해 삼두근의 외측두를 주도적으로 발달시킬 수도 있지만, 따로 하기보다는 함께 실시하여 동시에 자극을 전달하는 방법을 개인적으로 선호하여 고객들에게 지도하고 있다. 대부분의 고객은 선수들과 다르다. 고중량으로 운동하는 것보다는 정확한 자세를 잡고 근육에 전달받는 자극을 1차적으로 체득하는 것이 중요하기 때문에, 무게보다는 운동으로부터 전달되는 근육의 자극점을 스스로 확인하고 자세를 숙지하게 하는 것이 중요하다.

클로즈 그립 벤치 프레스를 실시할 때는 팔꿈치를 양 옆으로 외전시키되, 지나치게 외전하게 되면 팔꿈치의 스트레스가 높아질 수 있으므로 주의한다. 또한 어깨의 내회전된 동작을 수반하기 때문에 옆구리에서부터 약 35도 정도 외전하여 팔꿈치의 위치를 설정하고 프레스 동작을 실시한다면 좋은 느낌을 받을 수 있다.

가슴 안쪽까지 충분한 자극을 받고 싶다면 양팔을 다 뻗어 가슴 내측부의 경계를 확실하게 만드는 방법으로 시행한다. 외측두의 발달을 주된 목적으로 실시하고자 한다면, 약 70%까지의 높이만 올리고 반복하는 동작으로 적용해볼 수 있다.

두 가지 동작을 실시할 경우 라잉 익스텐션 20회, 클로즈 그립 벤치 프레스 20회를 목표로 실시하면 좋은 효과를 거둘 수 있다.

61 / 팔 운동 후의 셀프 근막 스트레칭

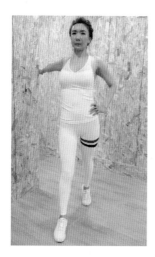 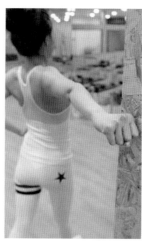 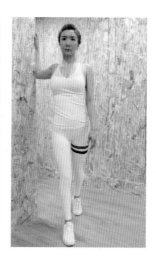

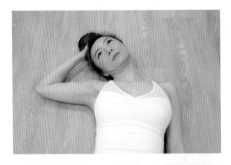

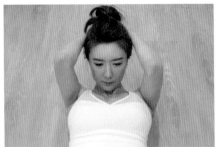

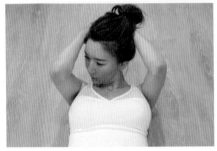

책을 쓰는 과정에서 많은 부족함이 있었다. 하지만 우리가 인체의 움직임을 조금만 이해해도 운동이 부상을 초래하는 원인을 사전에 예방하고 관리할 수 있다는 사실을 많은 사람에게 알려주고 싶은 마음은 커져만 갔다.

나 역시 그저 운동만 열심히 하면 몸이 좋아지는 줄 알고 열심히 하다가 다치기도 많이 했다. 주변의 많은 선수들도 나와 같은 경험을 하는 것을 볼 수 있었다. 독자들은 이러한 시행착오를 겪지 않기를 바란다.

책의 내용이 어려울 수도 있고, 쉬울 수도 있다. 분명한 것은 우리가 사용하는 인체의 관절은 저마다 움직이는 방향이 다르고, 그에 따른 힘의 방향이 다르기 때문에 이를 이해하지 못한 상태에서 운동을 하면 관절에 전달되는 스트레스가 증가되어 불편함에서 통증에 이르기까지 다양한 괴로움을 경험하게 된다는 것이다.

'해부학적 운동'이라는 주제로 책을 쓴 이유도 거기에 있다. 인체가 가진 힘의 방향과 우리가 생활에서 사용하는 힘의 방향이 전혀 다르고, 여기서 생기는 괴리감이 결국 불편함으로 돌아오기 때문이다. 이러한 불편함을 해소하기 위해 운동이라는 수단으로 건강한 신체 구조를 확립하려고 하지만, 인체가 가진 힘의 방향을 이해하지 못하고 진행하는 운동은 더 큰 불편함으로 이어지기 마련이다. 이를 사전에 예방하고 충분한 이해를 통해 몸을 관리하는 방법을 많은 사람이 배웠으면 하는 마음으로 이 책을 썼다.

나는 운동의 목적이 인체의 균형적 발달에 있다고 생각한다. 맹목적인 단련을 떠나 조금 느리더라도 꾸준히 운동하는 과정에서 우리의 몸은 더 건강하고 활력적인 상태를 유지할 수 있다. 그래서 모든 운동 동작의 목적을 명시하고, 이해를 돕기 위해 설명을 붙였다. 이 책을 읽는 과정에서 새로운 동작이 보이기도 하고, 그동안 알고 있던 기준과 다른 것도 있을 것이다. 그러나 인체의 해부학적 기준에 의해 운동을 진행해본다면 결코 의미 없는 자극에 그치지 않는다는 점을 실감할 수 있을 것이다.

이제 나는 3권을 쓰기 위해 또다시 집필 과정에 들어간다. 그동안의 현장 경험과 정보들을 모아 책으로 펴낼 것이다. 독자들이 좀 더 쉽게 이해할 수 있는 방법으로 책을 쓰는 일을 반복할 것이다. 이것이 나에게 주어진 사명이라 생각한다.

부족하나마 더 좋은 내용의 책이 나올 수 있도록 응원해준다면, 지속적인 공부와 현장 경험을 담아 독자와 지속적으로 공유하는 것으로 보답하겠다.

마지막으로 끝까지 읽어준 분들께 진심으로 감사드리며, 부족한 부분은 추후의 개정판을 통해서 더 좋은 내용으로 다가갈 것을 약속드린다.